救急現場活動シリーズ

傷病者の搬送と移乗

著者 安田 康晴
広島国際大学保健医療学部教授

へるす出版

序　文

　救急現場活動では、常に傷病者のおかれている環境や状態、症状を把握し、最も適切な搬送資器材や搬送方法を選定し、安全・迅速に傷病者に苦痛を与えず、容態を悪化させることなく医療機関へ搬送しなければなりません。

　総務省消防庁「消防ヒヤリハットデータベース」では、傷病者搬送中の事故・ヒヤリハット事例が多く報告されています。

　また、筆者が行った調査では、調査対象者の９割以上が救急活動中に身体負担を強いられており、その多くが傷病者搬送に関わる活動でした。

　これらのことから、傷病者にとって安全で迅速、適切な、また救急隊員にとっても安全で身体負担を軽減させる搬送方法について多くの救急隊員が知り、実践することが必要であると考えました。

　看護師や介護士業界では患者搬送や移乗について多くのテキストが出版され、業務中は適切な患者の搬送や移乗によって、患者の容態悪化と作業者の身体的負担の軽減に役立っています。しかし、救急隊員のテキストには搬送や移乗についての解説はほとんどありません。

　本書は、救急現場活動で必要とされる搬送や移乗の方法について写真や図を用いて、またポイントを加えて分かりやすく解説しました。

　救急現場活動で必要な「傷病者搬送や移乗」の知識が深まり技術が向上し、傷病者が安全に、また救急搬送中の救急隊員の身体的負担が少しでも軽減されることを切に願うものです。

　最後に写真を提供して頂いた出雲市消防本部、江津邑智消防組合消防本部の皆様に厚くお礼を申し上げます。

平成26年5月
広島国際大学保健医療学部
医療技術学科救急救命学専攻
教授　安田　康晴

目　次

Ⅰ　傷病者搬送の目的 ——————————————————————— 1

Ⅱ　救急活動中の身体負担 ————————————————————— 2

Ⅲ　腰痛発生の要因 ———————————————————————— 4

Ⅳ　腰痛発生のメカニズム ————————————————————— 5

Ⅴ　身体の体重分布 ———————————————————————— 8

Ⅵ　ボディメカニクス（Body Mechanics）————————————————— 9
　　ボディメカニクスの基本　　9
　　ボディメカニクスの効果　　11
　　ボディメカニクスの基本技術　　12

Ⅶ　傷病者搬送の手順 ——————————————————————— 14
　　搬送時の注意点　　14
　　搬送経路の確認と指示　　14
　　搬送障害　　16

Ⅷ　搬送法 ———————————————————————————— 19
　　徒手搬送　　19
　　　（1）支持搬送　　19
　　　（2）抱き上げ搬送　　20
　　　（3）組手搬送　　20
　　　（4）両手搬送　　21
　　　（5）背負い搬送　　21
　　　（6）前腕保持搬送　　22
　　　（7）緊急搬送　　22

体位変換 24
 （1）体位変換1人法 24
 （2）体位変換2人法 24

器具搬送 25
 （1）サブストレッチャー 25
 （2）階段搬送用ストレッチャー 26
 （3）レスキューシート 27
 （4）布担架 28
 （5）毛布 29
 （6）バックボード 30
 （7）スクープストレッチャー 36
 （8）バキュームスプリント 39
 （9）バスケット型ストレッチャー 39
 （10）メインストレッチャー 40

体位管理 43

事故車両からの救出方法 45
 （1）緊急救出法 45
 （2）ショートバックボードによる救出 47
 （3）KEDによる救出 48

メインストレッチャーまでの搬送 49

メインストレッチャーへの移乗 50

ベッド上の傷病者の体位変換と移乗 51
 （1）体位変換 51
 （2）メインストレッチャーへの移乗 52
 （3）サブストレッチャーへの移乗 53

メインストレッチャーによる曳航 54

救急車への搬入 55

救急車からの搬出 56

応援要請 57

IX 活動の検証と訓練 ──────── 58

付 録 — 59

ボディメカニクス体験　59
チェックシート　61

Ⅰ　傷病者搬送の目的

　救急現場活動では、傷病者を救急車へ収容するまでの間、常に何らかの方法で傷病者の搬送や移乗を行わなければならない。

　傷病者搬送の目的は、傷病者に苦痛を与えず、容態を悪化させることなく、医療機関へ安全・迅速に行うことである。

　救急隊員は、常に傷病者のおかれている環境や状態、症状を把握し、さらに搬送に関わる様々な要因を考え、もっとも適切な搬送資器材や搬送方法を選定しなければならない。

Ⅱ 救急活動中の身体負担

　搬送形態によっては救急隊員が身体的な負担を受けることもある。救急現場の環境や動作は日常とは大きく異なるため搬送による身体負担は大きく、腰痛等の身体障害により現場活動に支障をきたす隊員も少なくない。

　救急現場活動中の身体負担に関するアンケート調査を行った結果、救急活動中に846名中93.9％が身体負担を経験しており、ストレッチャーの上げ下げや階段搬送で腰部や前腕部に負担を感じていた。

　また、高い年代ほど身体負担の発生率は高かったが、若い年代でも発生率は8割を超えており、年齢に限らず救急現場活動中は身体負担を受けやすい。

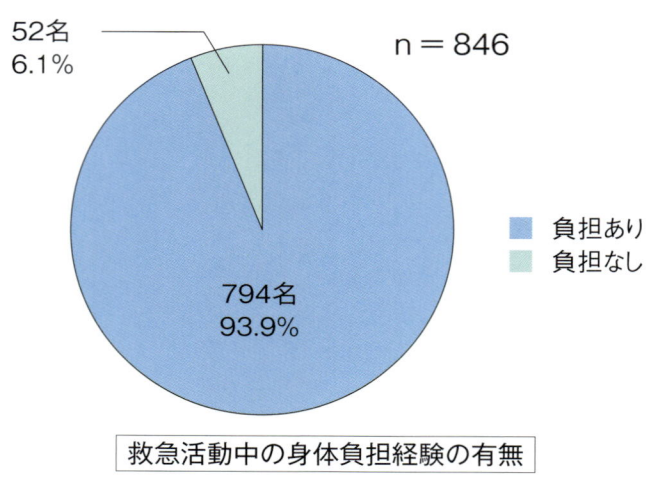

救急活動中の身体負担経験の有無

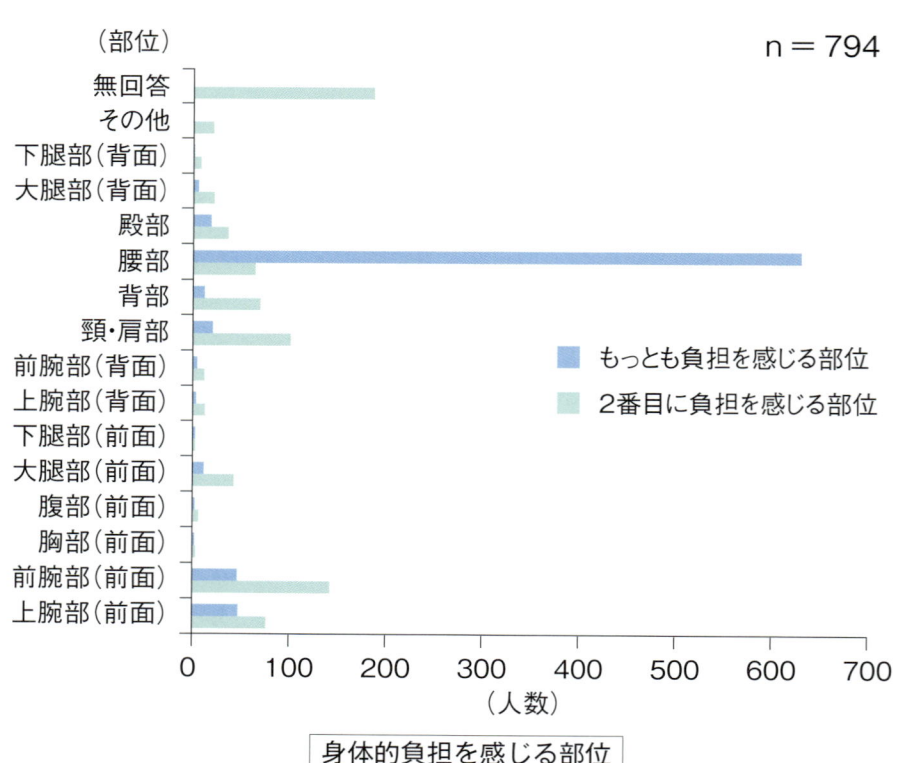

身体的負担を感じる部位

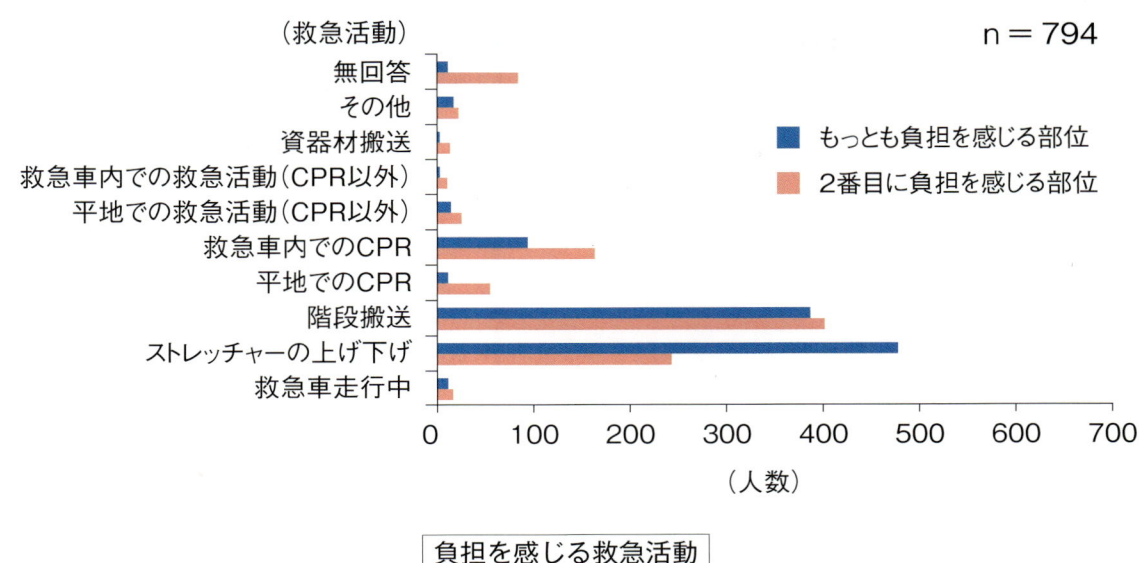

負担を感じる救急活動

年代別身体負担発生頻度と発生率

年　代	発症率
20歳代	86.9%
30歳代	94.0%
40歳代	97.3%
50歳代	98.0%

(出典：安田康晴，他：救急活動時の身体負担の現状．日臨救急医会誌　2010；13：604-610．)

Ⅲ 腰痛発生の要因

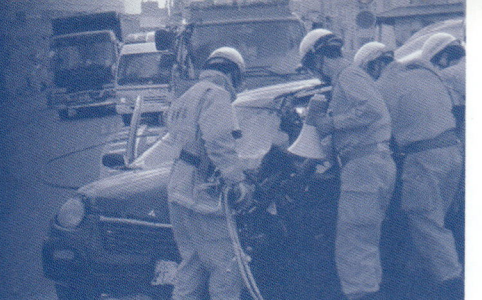

　腰痛は、動作要因、環境要因、個人的要因に分類され、これらの要因が重なり合うことにより発生するといわれている*。

○**動作要因**
　①強度の身体的負荷
　②長時間の不自然な作業姿勢等の静的作業姿勢
　③前屈・ひねり・後屈捻転
　④急激または不用意な動作

○**環境要因**
　①車両系機械の運転など腰部への激しい振動
　②筋肉が緊張しやすい寒冷な環境
　③すべりやすい床面や段差などのスペースでの作業

○**個人的要因**
　①加齢に伴う、筋肉・関節等の硬化
　②肥満や体力不足などの体格や身体能力
　③精神的な緊張を強いられる作業

　救急活動中は動作要因として、強度の身体的負荷を受け、前屈・ひねり・後屈捻転をしばしばとり、さらに急激または不用意な動作を避けることはできない。また、環境要因として、筋肉が緊張しやすい寒冷な環境に身体をさらすことは稀ではなく、すべりやすい床面や段差などのスペースで活動をすることもある。よって、これらの腰痛発生の要因を理解し、腰痛防止対策を講じた救急活動を行うことが必要である。

(*出典：労働省安全衛生部労働衛生課編．腰痛を防ごう「職場における腰痛予防対策指針」のポイント，中央労働災害防止協会，1995．)

> *Point !*
> 腰痛は動作要因、環境要因、個人的要因により発生する。

Ⅳ 腰痛発生のメカニズム

　人体構造を理解することは、救急隊員や傷病者の身体的負担が軽減し、安全な傷病者搬送を行ううえで重要である。

　人間は脊椎を中心にして支えられている。成人の脊柱は、椎骨、仙骨、尾骨から構成され、脊柱は頭・頸部、体幹を支え、脊髄を保護している。脊柱は上から、頸椎（7個）、胸椎（12個）、腰椎（5個）、仙椎（5個）、尾椎で構成され、仙椎は癒合し1個の仙骨を、尾椎は尾骨を形成している。

　脊椎は脊椎の安定性と力学的な負荷を分散するため、生理的にS字状に湾曲している。側面からは、頸椎と腰椎は前彎し、腰椎と仙椎は後彎している。

　椎骨は共通の構造を持ち、椎骨の前方には円柱状の椎体があり、後方に椎弓が伸びる。椎体と椎弓の間の孔は椎孔と呼ばれ、それぞれの椎孔が連なり脊柱管をなし、そのなかに脊髄がある。

　椎弓からは棘突起が伸び、上下に一対の関節突起が伸びている。棘突起は背部で体表から触れることができる。

　椎体と椎体の間には椎間板と呼ばれる線維軟骨があり、椎体は靭帯によって体外に結合している。

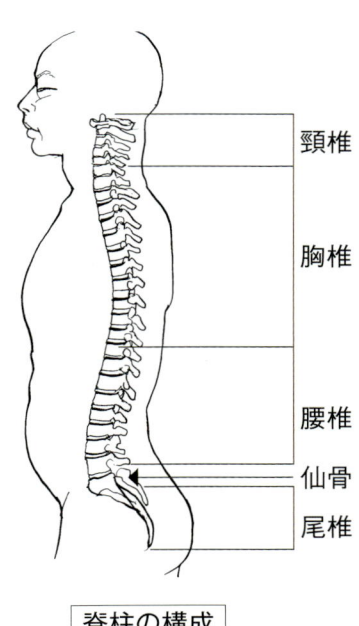

脊柱の構成

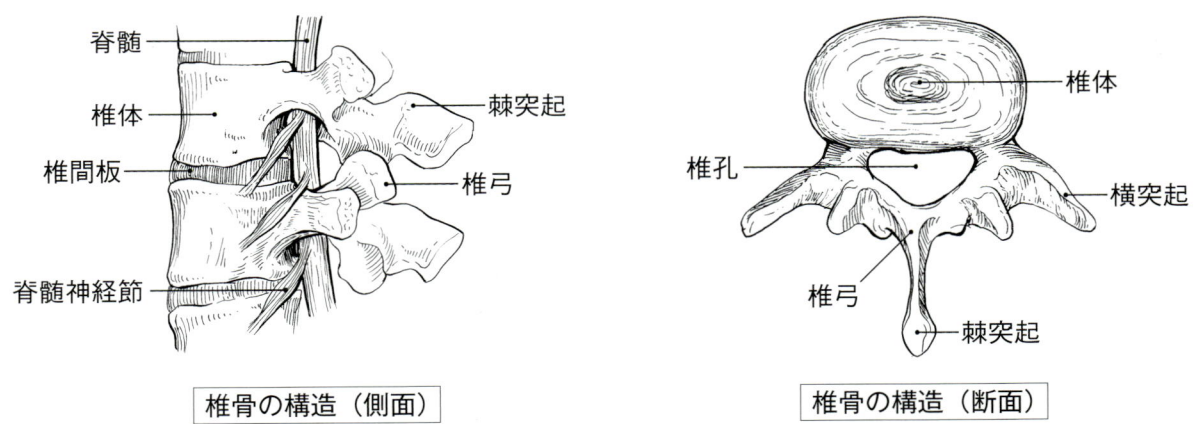

椎骨の構造（側面）　　　**椎骨の構造（断面）**

> **Point!**
> 脊椎は安定性と力学的な負荷を分散するため、生理的にS字状に湾曲している。

○靭帯の損傷

　通常、脊椎への力は均一にかかっているが、物を持ち上げる動作では上体が前屈するため脊椎後方に損傷が起きやすい。過度に力が加わると体外と結合する靭帯が損傷し痛みを生じ、さらに背すじが曲がった姿勢で持ち上げると、椎間板に力が均等に加わらないため靭帯の過伸展や靭帯損傷を起こす。一方、背すじを伸ばした姿勢では椎間板に均等に力が加わるので靭帯損傷を起こしにくい。

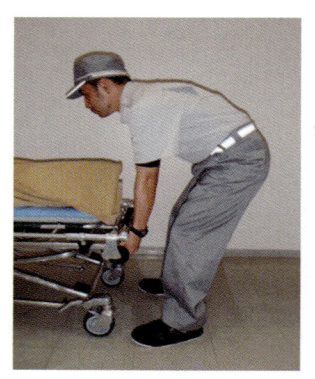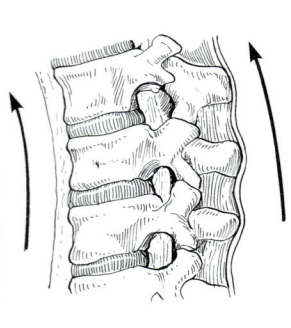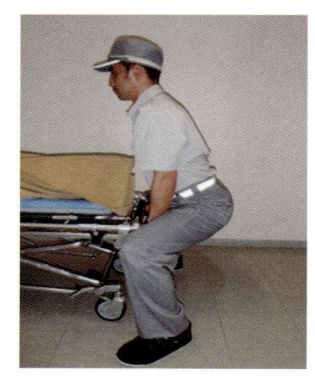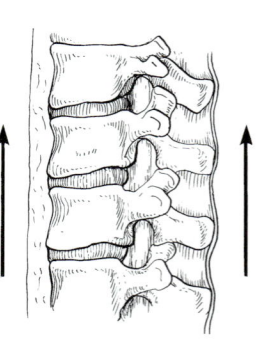

　　　背すじが丸まった姿勢での持ち上げ　　　　　　背すじを伸ばした姿勢での持ち上げ

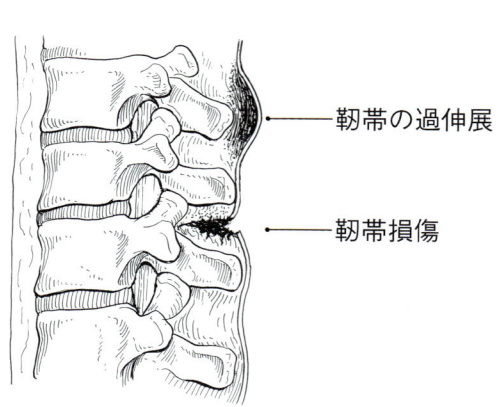

靭帯の過伸展と損傷

Point !
① 物を持ち上げるとき、上体が前屈すると脊椎後方に損傷が起きやすい。
② 背すじを伸ばした姿勢は靭帯損傷を起こしにくい。

○筋肉の損傷

　脊柱の湾曲は、腰部・殿部・腹部の筋肉群によって支持されている。筋肉へ局部的に力が加わると筋線維の断裂などの筋肉損傷を生じる。筋肉損傷の後は、損傷部位が治癒し、さらにその部位を鍛えないと筋力は回復しない。

　主要筋肉に強い負荷がかかると筋肉損傷を起こすが、弱い負荷であっても反復的に力が加わると筋損傷による慢性的な痛みを生じる。

筋肉損傷を防止するためには、腰部、殿部、腹部、下肢の大きな筋肉群を効果的に使うこと、またその筋肉群をトレーニングなどにより強化することが必要である。

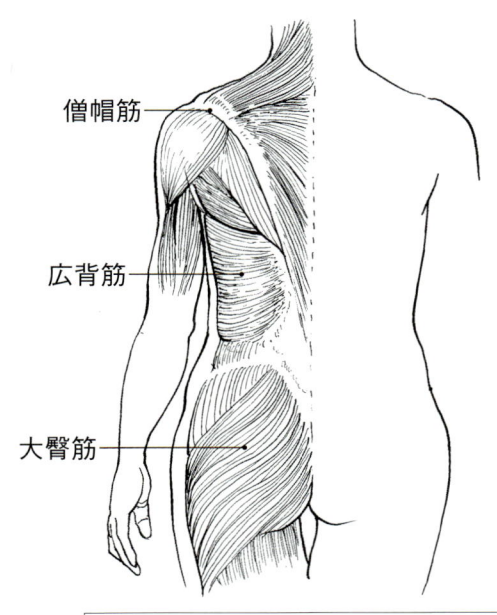

脊椎を支持する背部の主要筋肉群

Point!

① 筋肉損傷後に筋力を回復させるためには、損傷部位の治癒とその部位を鍛える。
② 筋肉損傷の防止には、大きな筋肉群を強化する。

Ⅴ 身体の体重分布

　人間の部位別の体重分布は、頭部8％、胸部33％、腰部44％、脚部15％で、約80％が上半身に分布している。傷病者を搬送するときは、傷病者の体重分布を考慮し、適切な隊員配置や搬送方法を選択する。

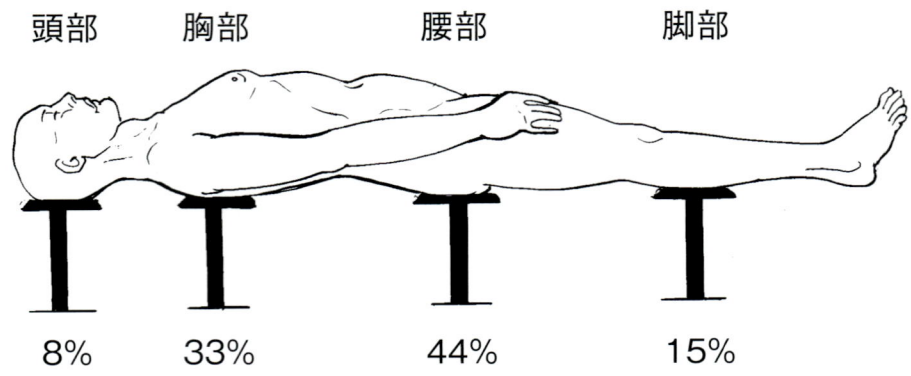

Point！
人間の部位別の体重は約80％が上半身に分布している。

VI　ボディメカニクス（Body Mechanics）

　ボディメカニクスは力学的原理を活用した傷病者搬送法である。

　正常な運動機能は、神経系・骨格系・関節系・筋系が互いに影響し合っている。姿勢を正しく直立に保ち、手足をしっかりと固定することで、筋肉や人体が正しく伸びる。正しい足の位置や正しい力のかけ方により搬送時中の捻りなどからの筋肉・靭帯損傷を防止することができる。

　ボディメカニクスによる搬送は救急隊員の身体負担を軽減させる。

ボディメカニクスの基本

1．基底面積を広くとる

　基底面積とは身体を支える両足で囲まれた面積を言い、この面積が狭すぎると、腰や身体に負担が大きくかかる。足を閉じたままでなく、肩幅以上に開くと面積が広くなる。

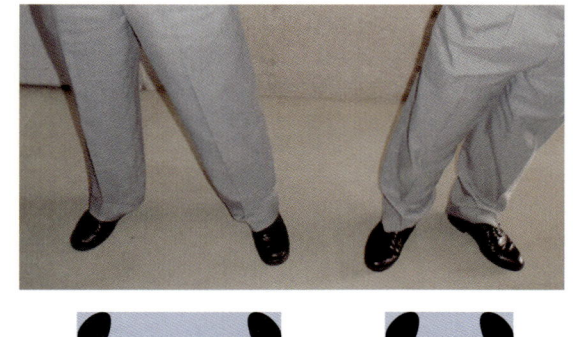
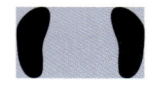
基底面積

2．重心を低くする

　重心を低くすることでバランスが安定する。中腰や膝が伸びた状態だとバランスが悪くなり、動作が不安定となるので膝を曲げ重心を低くする。

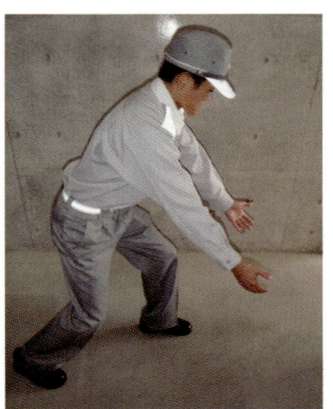

3．身体を密着させる

　重い物体を移動させるときには、傷病者に身体を密着させる。身体を密着させることにより、背すじが伸び大きな筋肉を使うことができる。

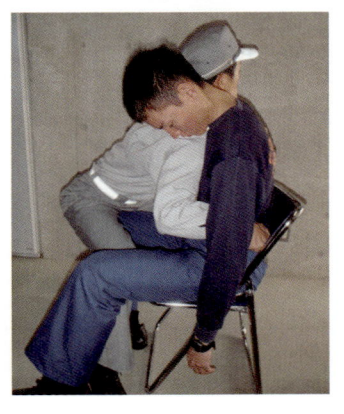

4．傷病者を小さくまとめる

　傷病者を移動するときなどは、傷病者の腕を胸の上に乗せる、膝を曲げる、両手・両足を組ませるなどして、傷病者を小さくまとめる。

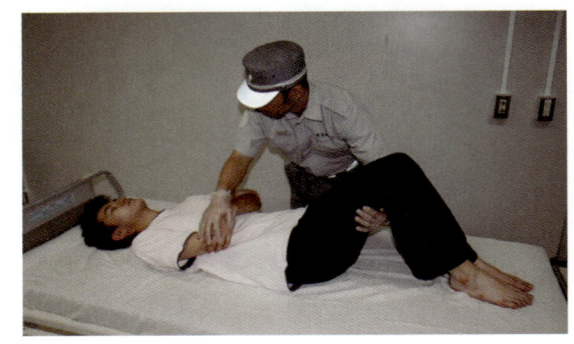

5．大きな筋肉を使う

　筋肉や関節への負担を分散させるために、腕の筋力だけに頼らず、膝を深く曲げて膝を屈伸させ、大腿筋など下肢の筋肉や腹筋、背筋などの大きな筋肉群を使う。

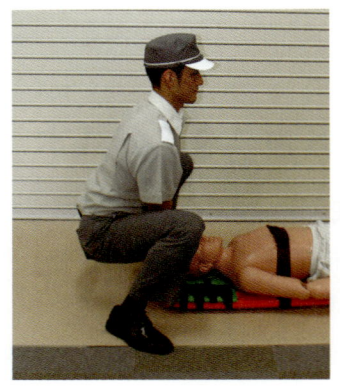

膝を深く曲げ、大きな筋肉を使う

6．てこの原理を使う

　支点（支えとなる部分）・力点（力を加える部分）・作用点（加えた力が働く部分）を働かせると、少ない力で大きな効果が得られる。

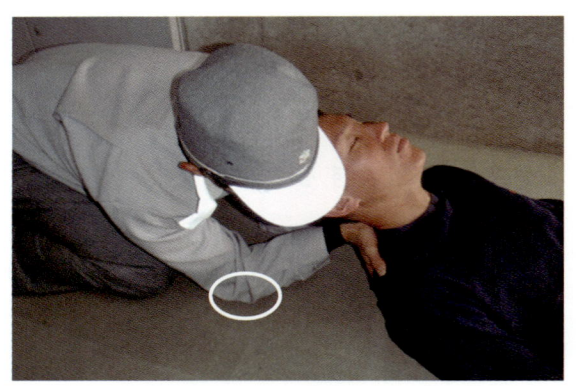

傷病者を起こすときなど、肘や膝を床やベッドにつけて支点にする

Point !

① 基底面積を広くとる。
② 重心を低くする。
③ 身体を密着させる。
④ 傷病者を小さくまとめる。
⑤ 大きな筋肉群を使う。
⑥ てこの原理を使う。

ボディメカニクスの効果

　ボディメカニクスに基づいた動作を行うことにより腰部の負担は軽減される。以下はストレッチャーの上げ動作時の筋活動の比較である。ボディメカニクスを行うことによって大腿部の大きな筋肉群が活用され腰部の筋活動が軽減されている。

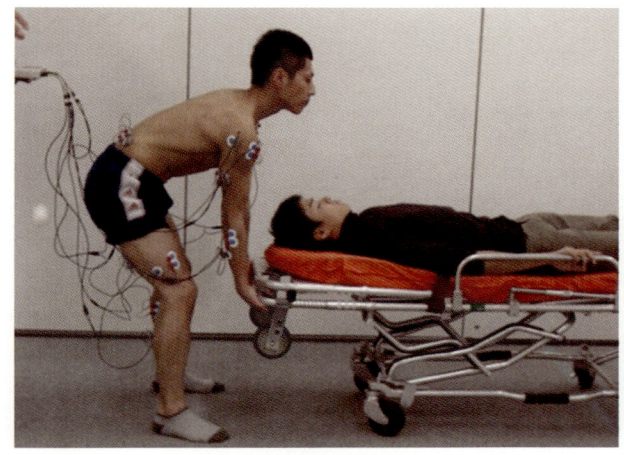

ボディメカニクス未実施

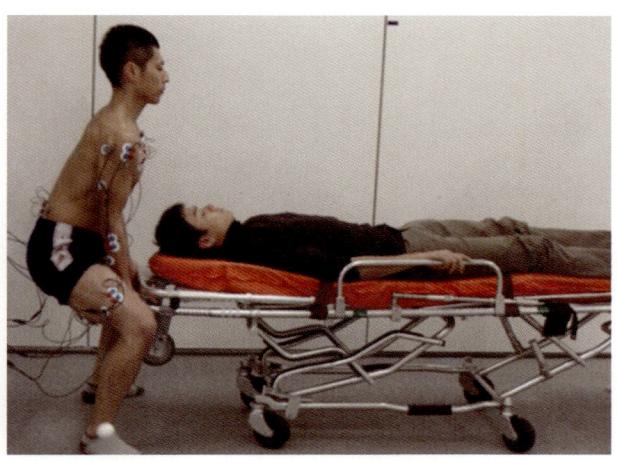

ボディメカニクス実施

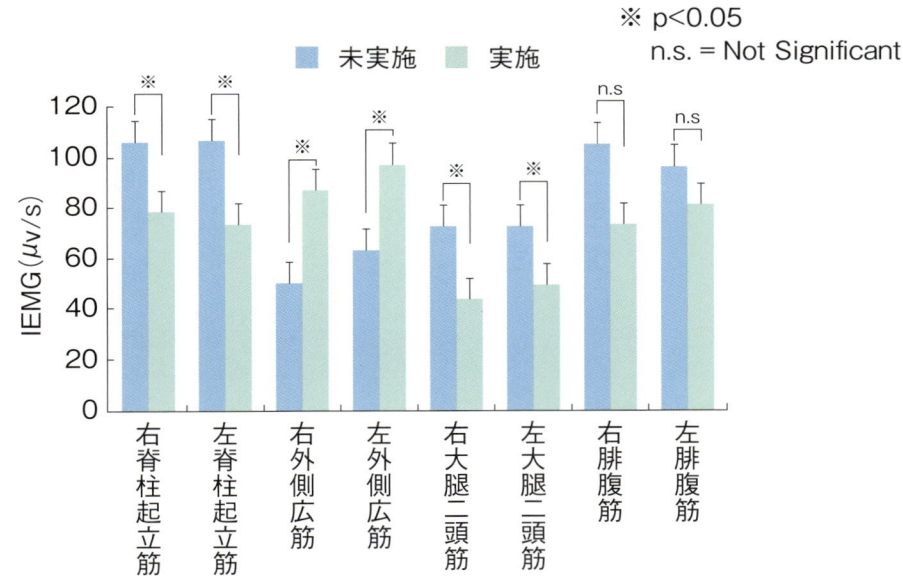

ストレッチャーの上げ動作時のボディメカニクス未実施時と実施時の筋活動の比較

（出典：安田康晴，他：救急活動時におけるボディメカニクスの効果-ストレッチャー上げ動作時の検証-.日臨救急医会誌．2011；14：426-430.）

> **Point !**
> ボディメカニクスによる搬送は救急隊員の身体負担を軽減させる。

ボディメカニクスの基本技術

パワーリフティング

　パワーリフティングとは、ボディメカニクスを活用し、傷病者やストレッチャーを持ち上げる方法である。持ち上げるときに、背すじを伸ばし、膝を深く曲げ、傷病者を持ち上げる。膝を深く曲げることで、上半身に力が蓄えられ、安定した姿勢で傷病者を持ち上げることができる。

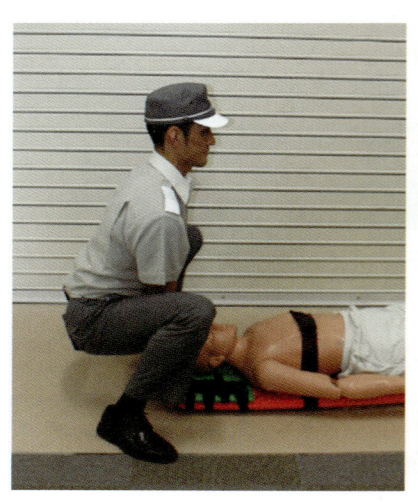
背すじを伸ばし、脚を広げ膝を深く曲げ、搬送資器材を把持する

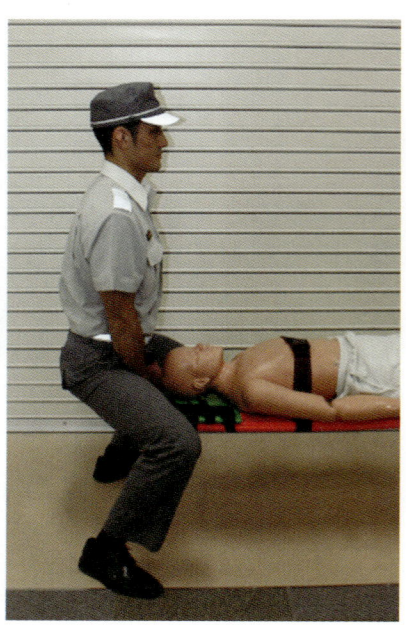
背すじを伸ばしたまま、大きな筋肉群を使ってゆっくり持ち上げる

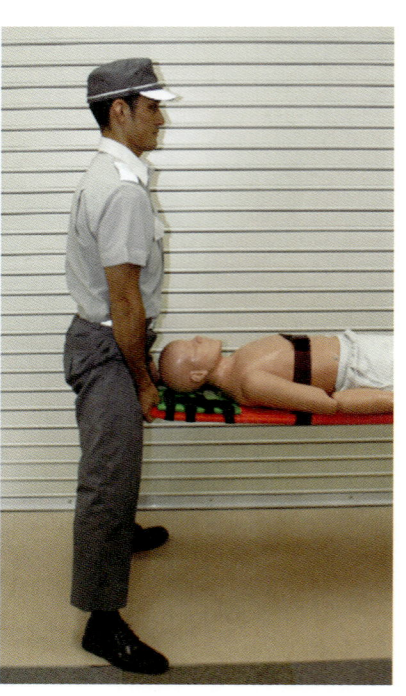
背すじを伸ばした状態を保ち移乗・搬送を行う

パワーリフティング

Point !
① 基底面積を広くとり、背すじを伸ばす。
② 傷病者に近づき、腕を伸ばし搬送資器材を把持する。
③ 膝を深く曲げ、大きな筋肉群を使い、ゆっくりと持ち上げる。

パワーグリップ

　パワーグリップとは、ストレッチャーやバックボードを把持する方法である。ストレッチャーやバックボードの持ち手を逆手で握り、手と手の間は肩幅より少し広くする。この方法と、パワーリフティングを行うことにより、搬送資器材を安全に確実に把持することができ、安定した傷病者搬送が可能となる。

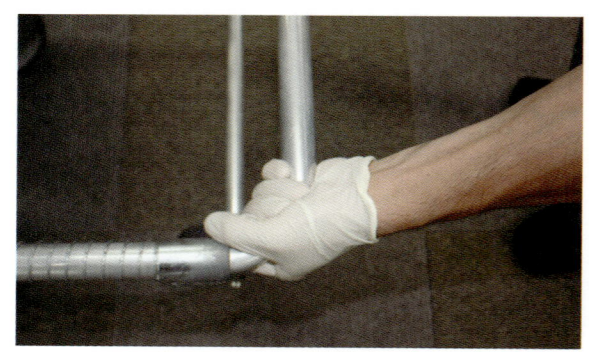
パワーグリップ

また、発揮できる力は上肢や手の角度で異なるため、力を最大限に発揮できる持ち手の角度を知っておくとよい。

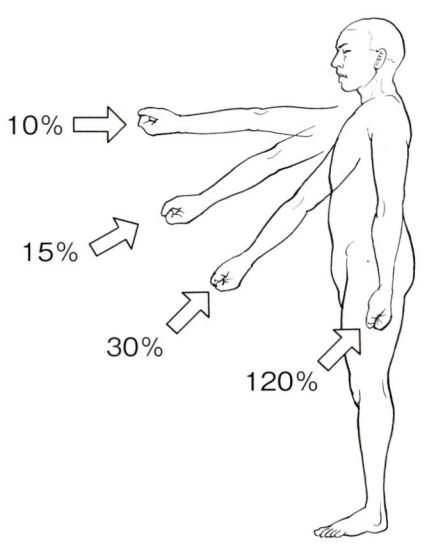

上肢の角度と発揮できる力
※体重を100%で表示

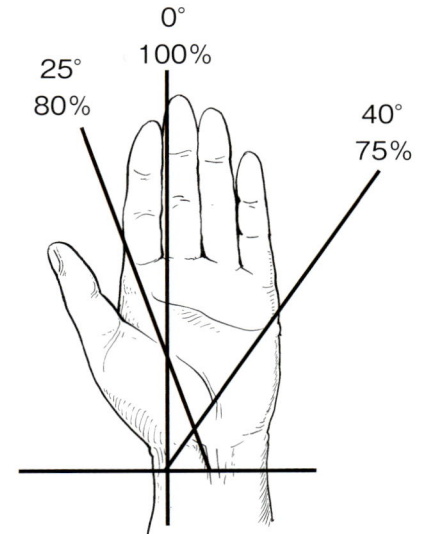

手首の角度と発揮できる握力

発揮できる力と角度

(出典：小川鑛一：基礎人間工学，東京電機大学出版局，2008.)

Point!

① 逆手で握る。
② 手と手の間は肩幅より少し広くする。
③ 力を最大限に発揮できる持ち手の角度を知る。

Ⅶ 傷病者搬送の手順

傷病者を安全・確実に搬送するための手順は以下のとおりである。
①搬送経路の確認・搬送障害の排除
②メインストレッチャーまでの搬送
③メインストレッチャーへの移乗
④救急車までの曳航
⑤救急車への搬入
⑥救急車からの搬出

搬送時の注意点

救急現場では様々な状況下で傷病者を搬送しなければならない。傷病者を安全に効率よく搬送するために、搬送時には、以下の項目に注意し搬送する。
①救急隊が搬送できる重量の限度を確認する。
　例：傷病者とストレッチャーや搬送資器材の総重量を認識する。救急隊員それぞれの体格や筋力差等などを認識する。
②救急隊員間でコミュニケーションをとる。
　例：持ち上げ時や移動時には常に掛け声を掛ける。
③搬送時には正しい姿勢を保つ。
　例：ボディメカニクスに基づく姿勢をできるだけ保つ、階段搬送や狭隘（きょうあい）な場所で、姿勢が制限される場合は身体負担が最も小さい方法で搬送する。
④救急隊員の搬送位置を変更する。
　例：傷病者の重量や救急隊員の体格差や体力差によって搬送位置を代わる。

搬送経路の確認と指示

傷病者を安全に搬送するために、すべての救急隊員が搬送方法と搬送経路を確認し、同一認識で活動することが必要である。

救急隊長は、救急隊員の体格や体力に応じた配置や傷病者を安全に搬送するために最適な搬送経路を決定し、救急隊員に指示する。

救急隊員は指示された配置や搬送方法、搬送経路の内容を理解し、常に声を掛け合い搬送する。

また、搬送距離が長い、狭隘である、階段など複雑な搬送経路の現場では、徒手搬送や搬送資器材の使用など状況に合った搬送方法を選択する。複数の方法で搬送する場合は、事前に搬送の方法や手順、搬送経路上での注意点などについて救急隊全員が把握・確認する。

搬送手順

①搬送経路の確認・搬送障害の排除

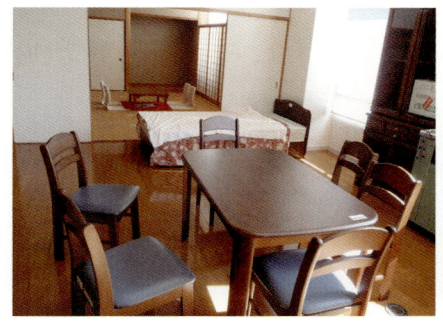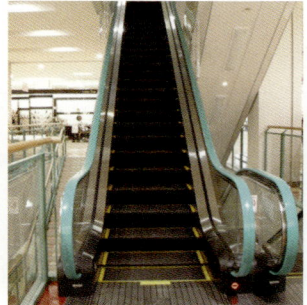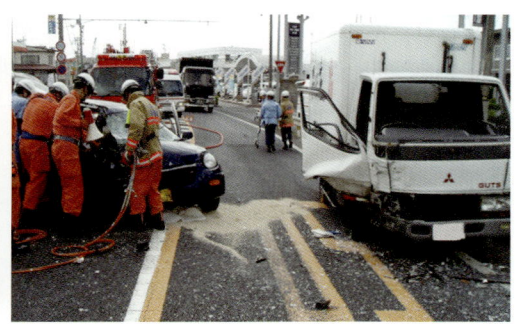

②メインストレッチャーまでの搬送

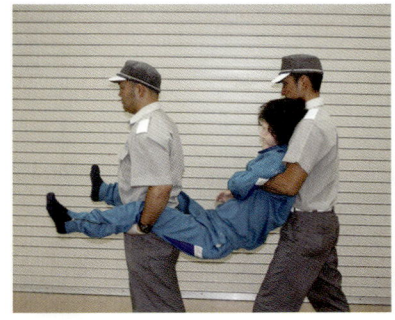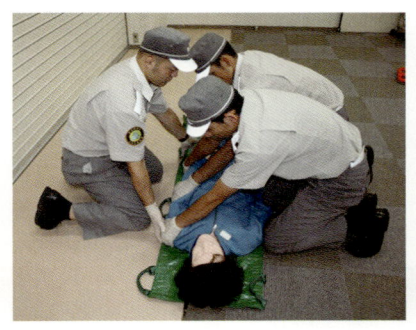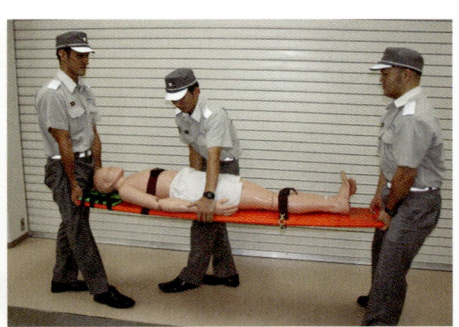

徒手搬送　　　　　　　　布担架搬送　　　　　　　　バックボード搬送

③メインストレッチャーへの移乗

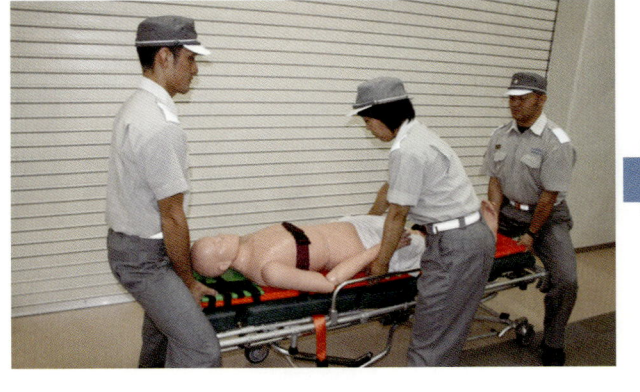

④救急車までの曳航

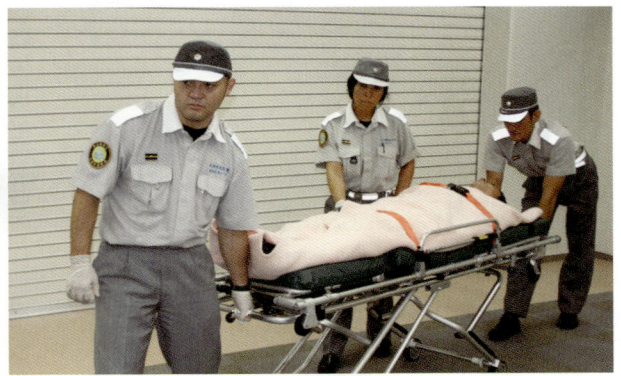

⑤救急車への搬入

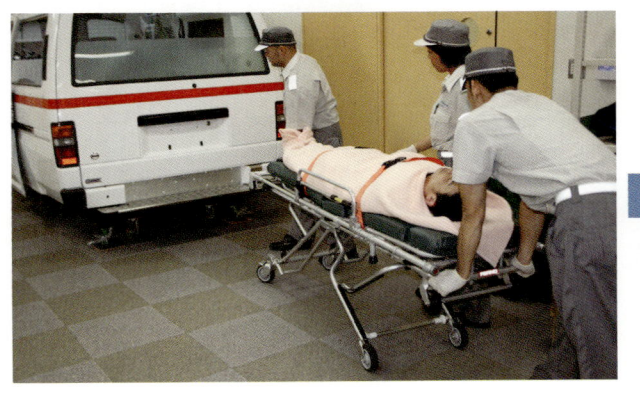

⑥救急車からの搬出

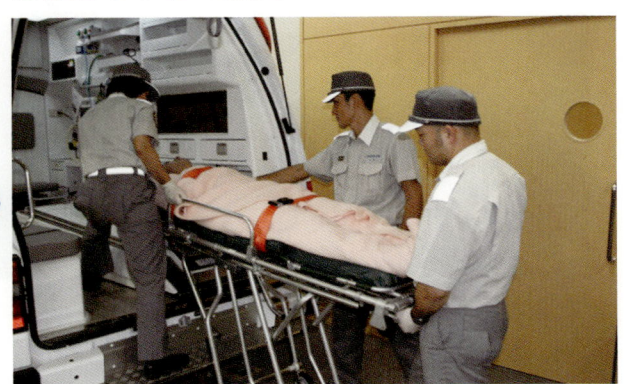

> *Point!*
> ① 最適な搬送経路を決定する。
> ② 救急隊員の体格や体力に応じた配置を指示する。
> ③ 救急隊全員が搬送方法・搬送手順を把握し確認する。

搬送障害

　搬送経路は住宅やビルなどの屋内や交通事故や労働災害などの屋外によって注意点が異なる。傷病者に接触するまでに、搬送経路上の危険を認知し、危険を排除するか、排除できない場合は危険を避けた安全な搬送経路を選択する。
　また、救急隊だけで対応できない場合は応援隊を要請し、安全・確実な方法で搬送する。

○屋内搬送の注意点（例）
・玄関と廊下の段差　　　　　　　　・階段
・玄関や廊下の置物　　　　　　　　・エレベーターやエスカレーター
・室内のテーブルや椅子などの置物　・吐物や排泄物　　　　など

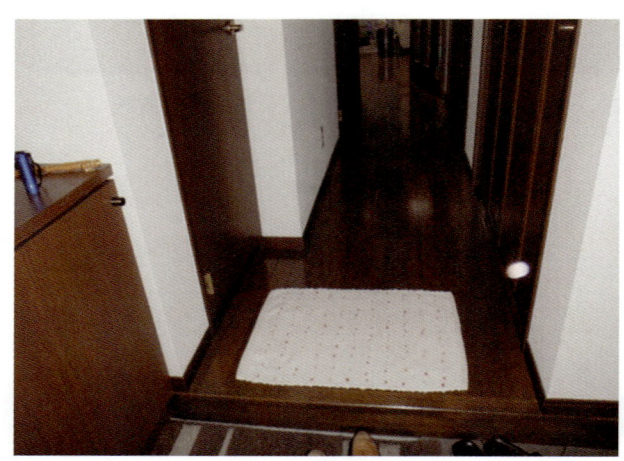
玄関と廊下の段差

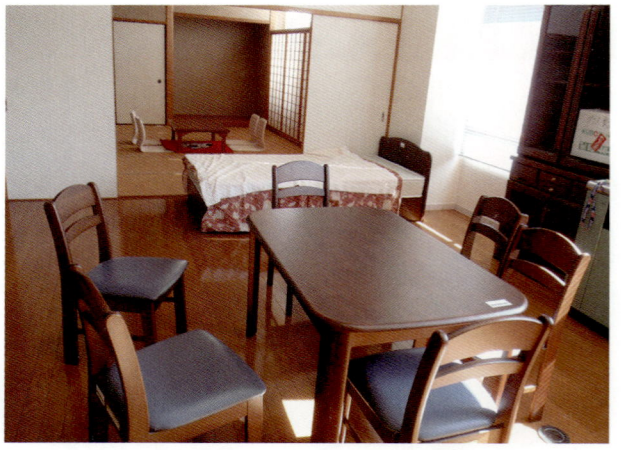
室内のテーブルや椅子などの置物

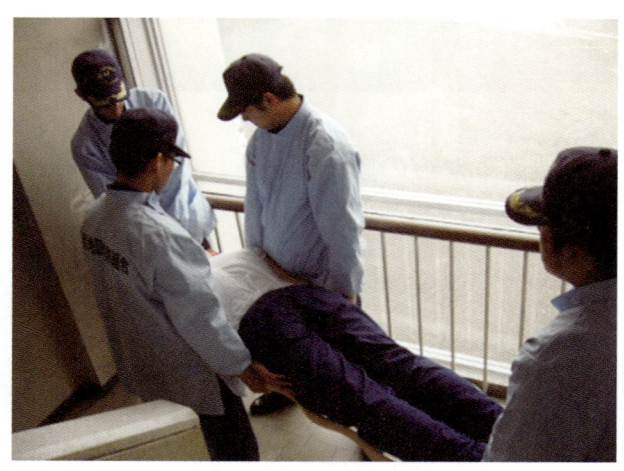
階段

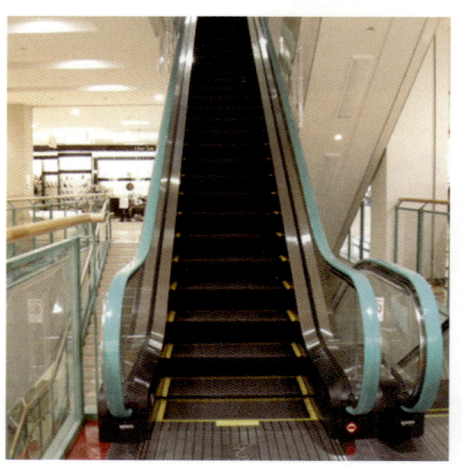
エレベーターやエスカレーター

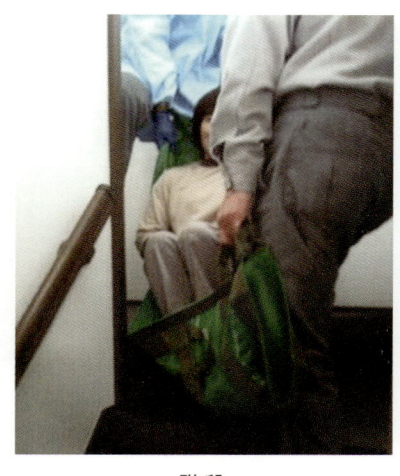
階段

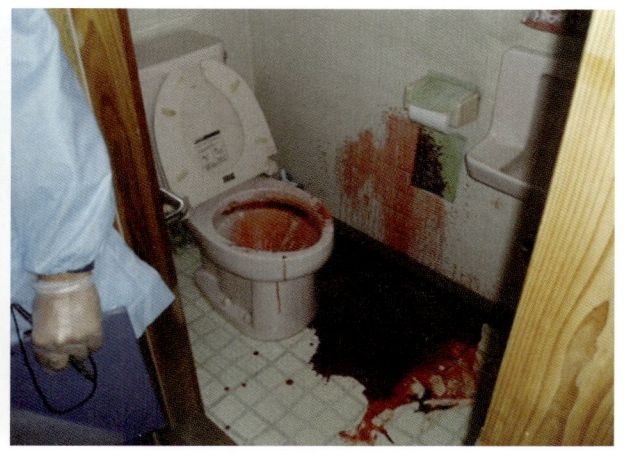
吐物や排泄物

○**屋外搬送上の注意点（例）**

- 道路・通路の段差
- 植木などの障害物
- 未舗装の道路
- 交通事故などでの車両の破損物
- 畑や田などの不安定な地面
- 夜間の視界不良
- 工場などの機械物
- オイルなどによる路面の滑り
- 用水路や河川
- 雨や雪による路面の滑り　など

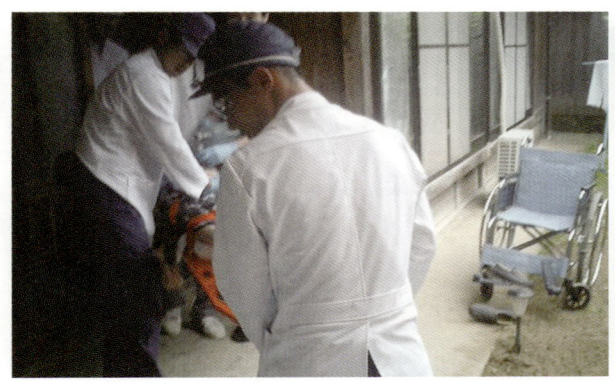
道路・通路の段差

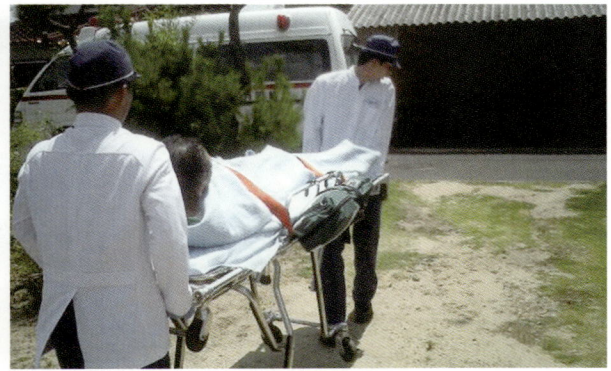
未舗装の道路

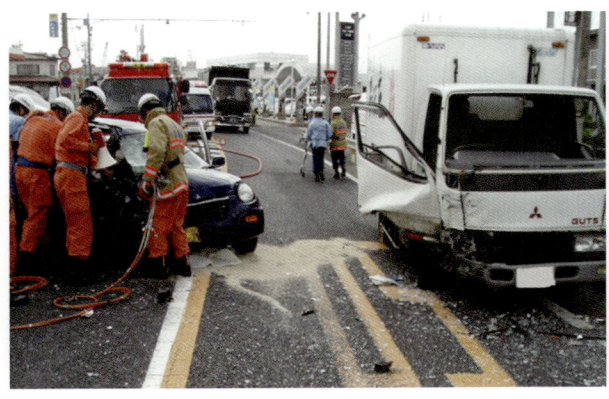
交通事故などでの車両の破損物

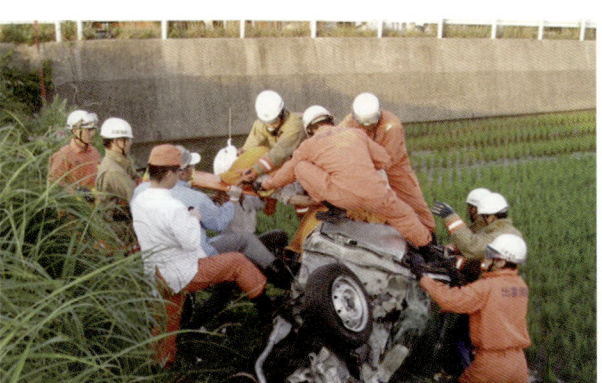
畑や田などの不安定な地面

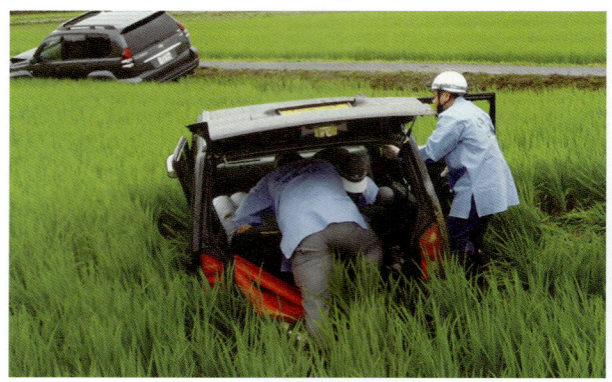
畑や田などの不安定な地面

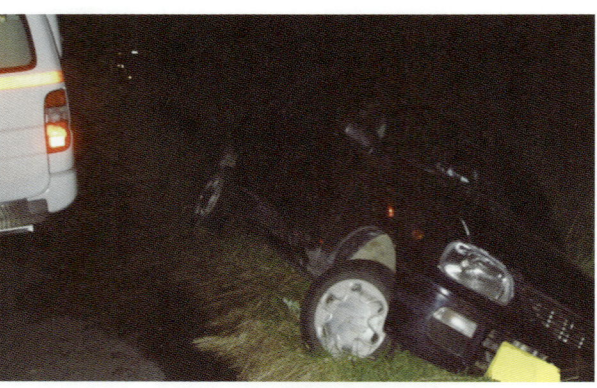
夜間の視界不良

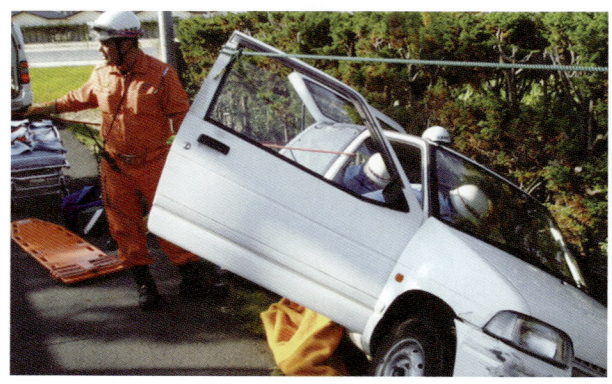
畑や田などの不安定な地面

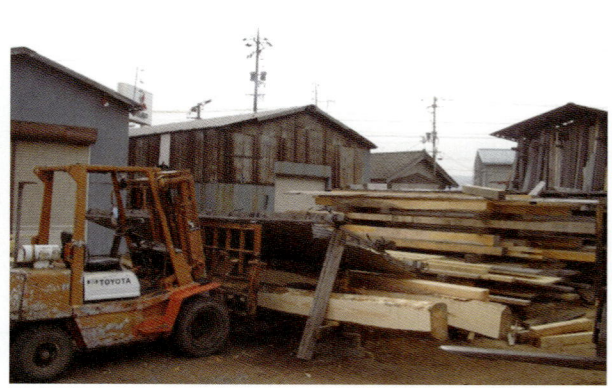
工場などの機械物

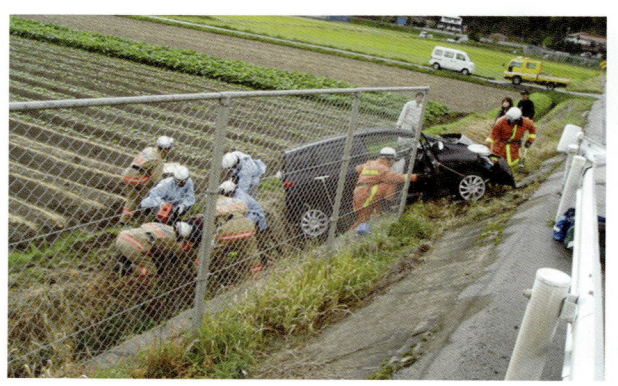
用水路や河川

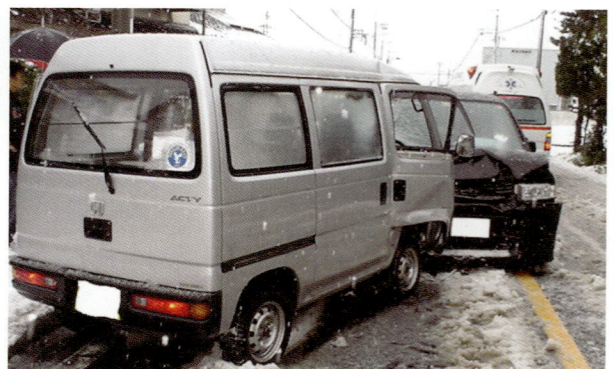
雨や雪による路面の滑り

> Point !
> ① 搬送経路上の危険を認知する。
> ② 危険な要因は排除するか安全な搬送経路を選択する。
> ③ 救急隊で対応できない場合は応援隊を要請する。

VIII 搬送法

搬送方法には、資器材を使用しない徒手搬送と資器材を使用した器具搬送がある。
　搬送の際には、傷病者の病態や周囲の状況、搬送経路、傷病者の容態などを把握し、適切な搬送方法を選択する。

徒手搬送

　徒手搬送とは、狭隘な場所や階段等で搬送資器材が使用できない場所や二次災害の危険性が高く、搬送資器材を使用せず早急に搬送しなければならない場合に行う搬送方法である。

（1）　支持搬送

対　象：意識障害がなく、下肢などを負傷しているが、救急隊員の支えにより歩行できる傷病者。

方　法：1人で行う場合は、傷病者の受傷側の片方の手を救急隊員の頸部に回し保持し、さらに傷病者の腰部（ベルト等）を保持しながら搬送する。

　　　　2人で行う場合は、傷病者の両手を救急隊員の頸部に回し、それぞれの隊員が傷病者の手首を保持し、さらに傷病者の腰部（ベルト等）を保持しながら搬送する。

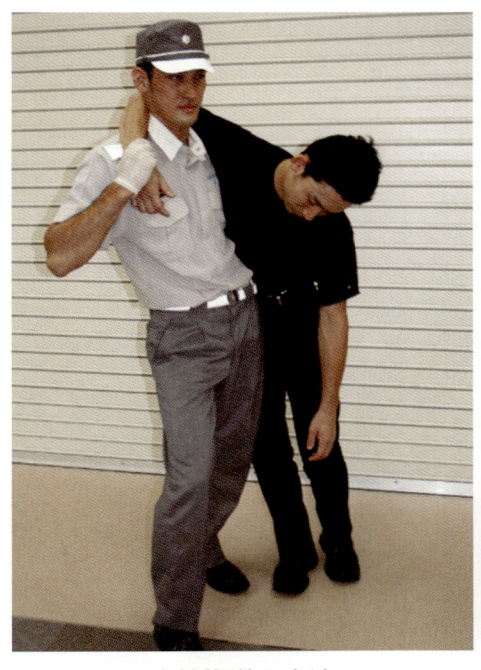
支持搬送1人法

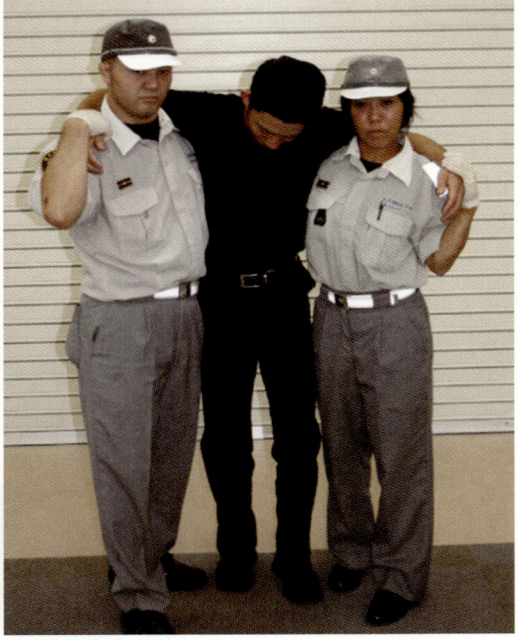
支持搬送2人法

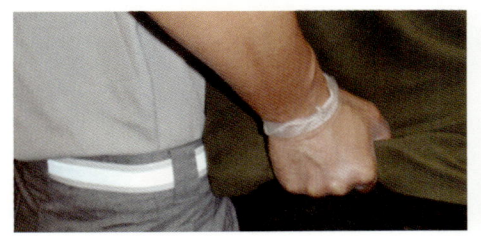
傷病者腰部の把持

（2）　抱き上げ搬送

対　象：激しい体動がなく歩行不可能な傷病者。

方　法：救急隊員の手を傷病者の頸部、体幹、下肢に回し、抱きかかえ搬送する。救急隊員の体格や体力と傷病者の体重により1人または2人、3人で行う。傷病者の保持が不安定なため、長い距離での搬送には適さない。

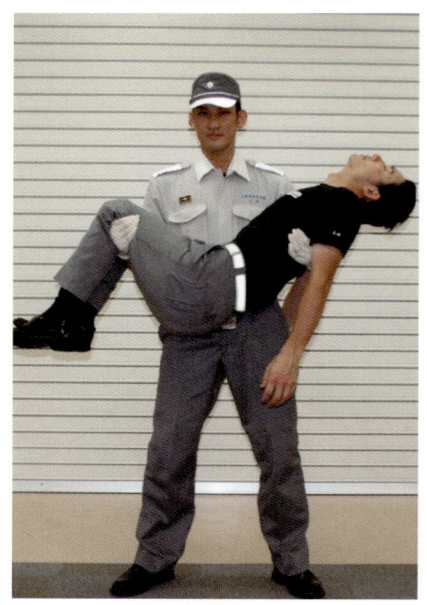
抱き上げ搬送1人法

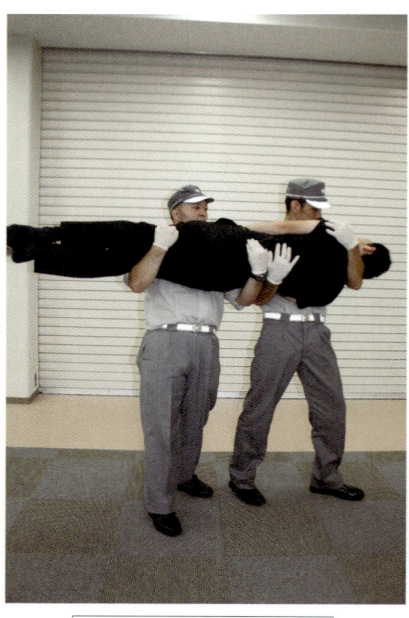
抱き上げ搬送2人法

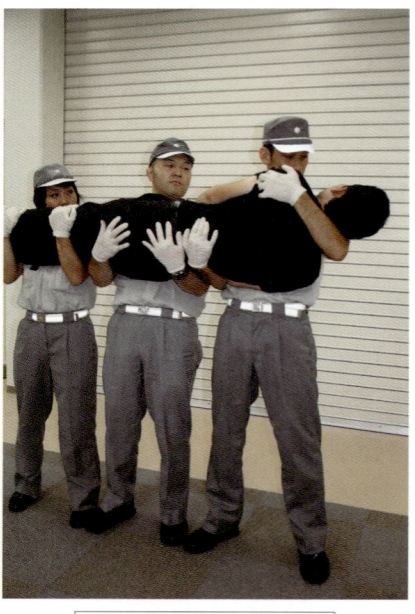
抱き上げ搬送3人法

（3）　組手搬送

対　象：意識障害がなく歩行不可能な傷病者。

方　法：傷病者の膝下部で救急隊員の手首を把持し、傷病者の手を救急隊員の肩に回し搬送する。

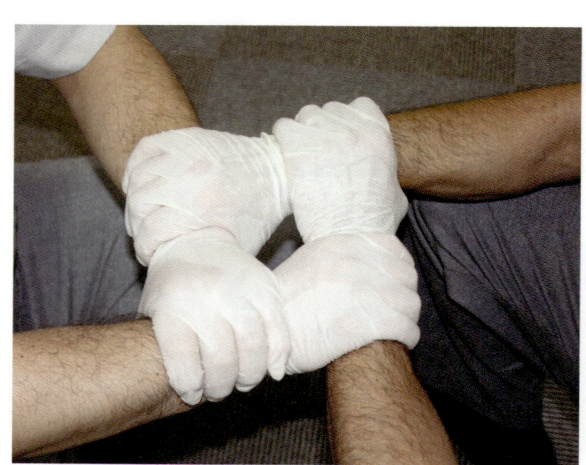
膝下部の手の組み方

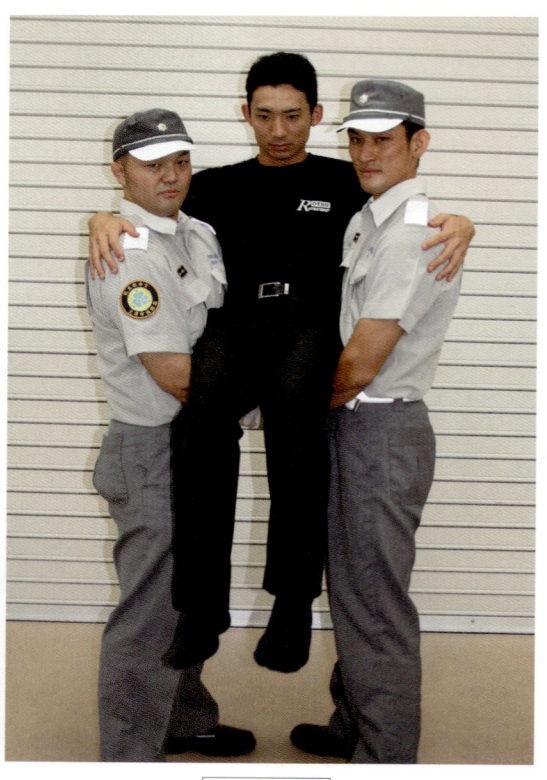
徒手搬送

（4） 両手搬送

対象：意識障害の有無に関係なく歩行不可能な傷病者。

方法：傷病者の膝下部で救急隊員が互いの手首を把持し、傷病者の手を救急隊員の肩に回し、さらに傷病者背部で救急隊員の組み搬送する。

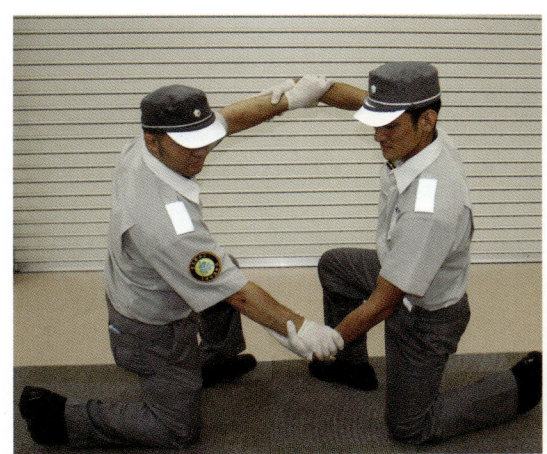

手の組み方

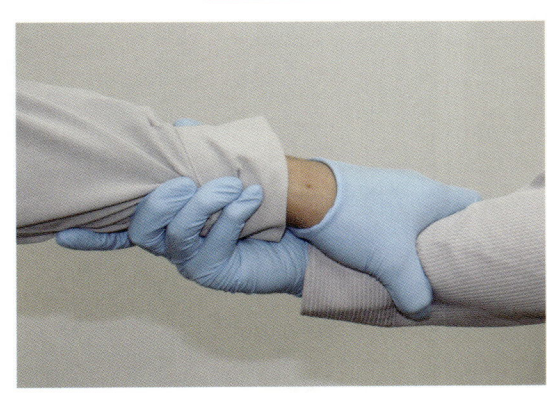

ヒューマンチェーン

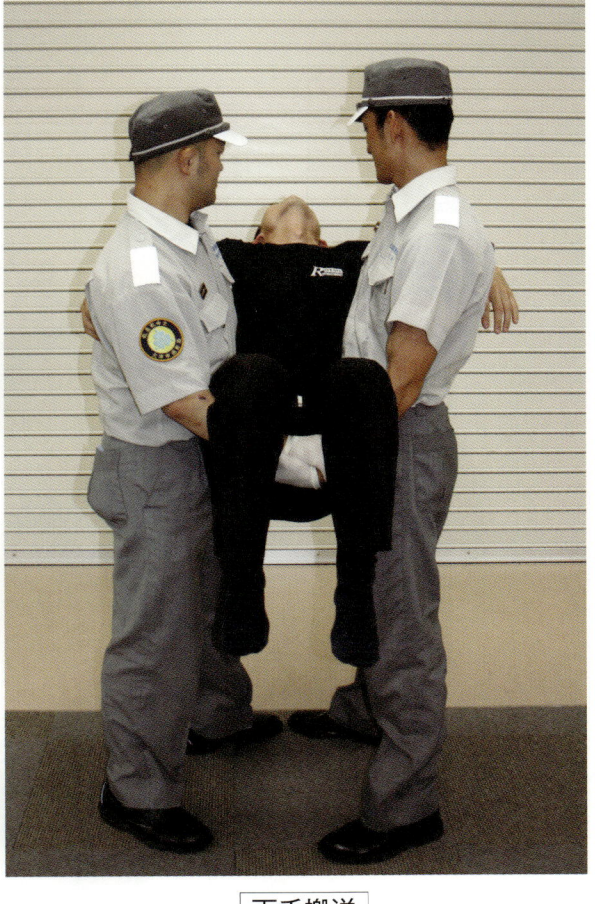

両手搬送

（5） 背負い搬送

対象：意識障害の有無に関係なく歩行不可能な傷病者。

方法：傷病者を救急隊員が背負い上げ、傷病者の手を前で保持しながら搬送する。二次災害の危険性が高く早急に搬送しなければならない場合に行う。

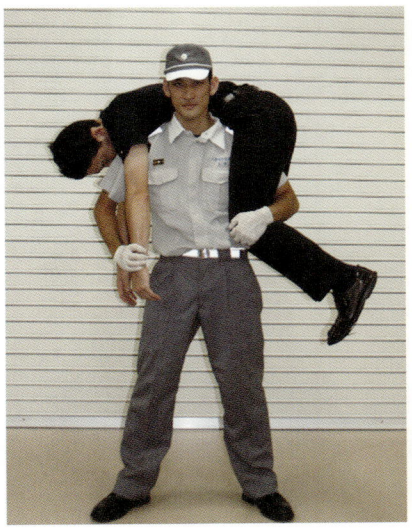
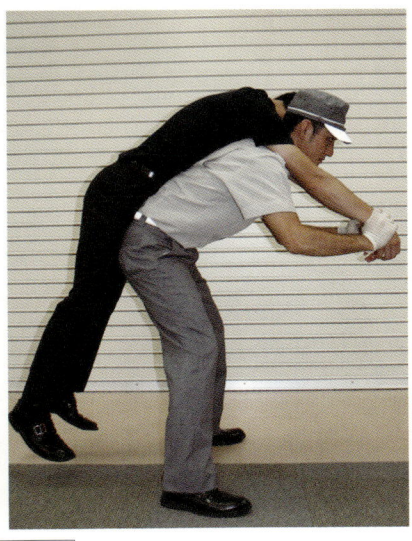

背負い搬送

（6） 前腕保持搬送

対象：意識障害の有無に関係なく歩行不可能な傷病者。

方法：傷病者背部の腋から傷病者の前腕または手首を把持し、足側の隊員は傷病者の足を保持するか抱えて搬送する。片手で抱える場合は傷病者の足を交差させる。住宅内の狭隘な廊下などの場所で行う。

> **注意！**
> 高齢者や痩せた傷病者は骨折しやすいので片方の前腕だけを把持し搬送する場合は、注意が必要である。

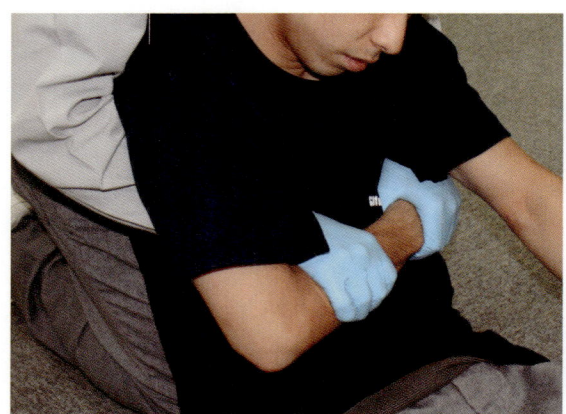
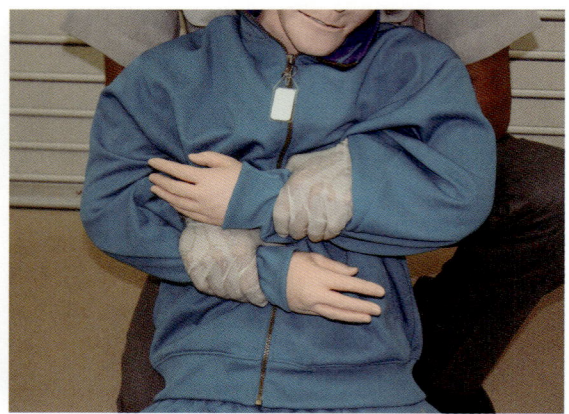

傷病者前腕の把持

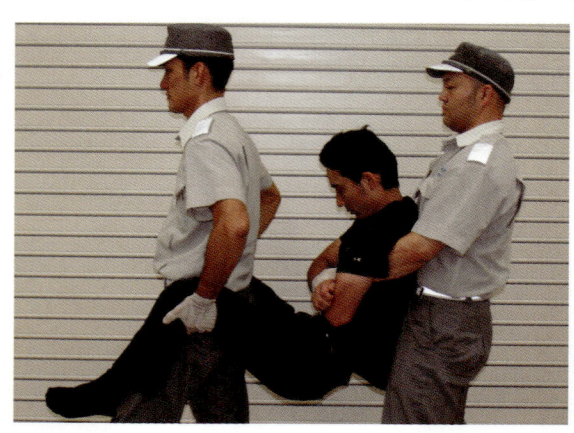
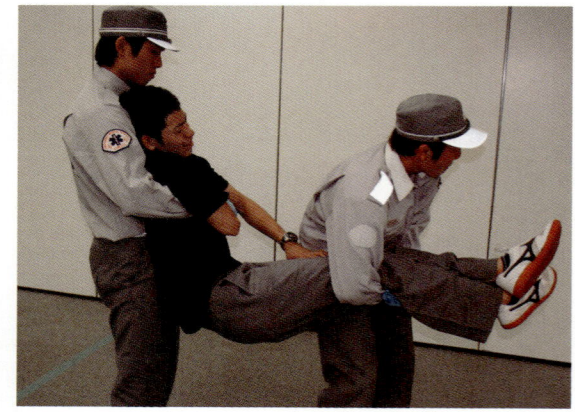

傷病者の足を両手で保持し搬送する

（7） 緊急搬送

対象：二次災害の危険性があり、早急に搬送しなければならない場合や狭隘な場所で資器材等が使用できない場合に行う。

方法：

緊急搬送1人法

傷病者の衣類の奥襟を把持し、前腕部で傷病者の頭部をはさみ、頭頸部を保持しながら、後の安全を確認し衣類ごと引っ張り搬送する。

傷病者の背部から腋下に手を入れ、傷病者の前腕を把持し搬送する。

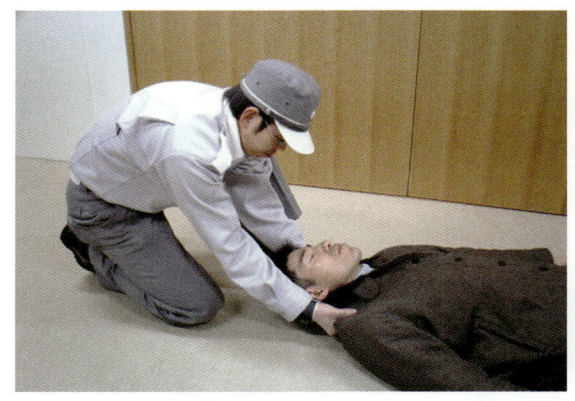

傷病者の衣類の奥襟を把持し後方へ搬送する

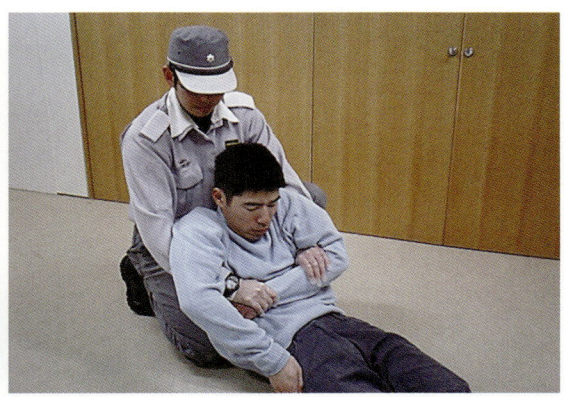

傷病者の背部から腋下に手を入れ、傷病者の前腕と手首を把持し後方へ搬送する

■緊急搬送２人法

両側から傷病者の上腕とベルトをそれぞれ把持し、搬送方向の安全を確認し、頭部側へ引きずり搬送する。

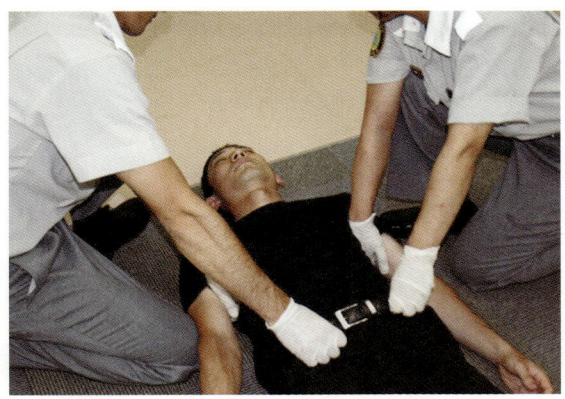

傷病者の上腕とベルトを把持し、頭部側へ引きずり搬送する

■緊急搬送毛布法

傷病者を毛布やシーツに包み頭部部分を丸め把持し、後方の安全を確認しながら両肩を浮かせ気味にして毛布ごと引っ張り搬送する。

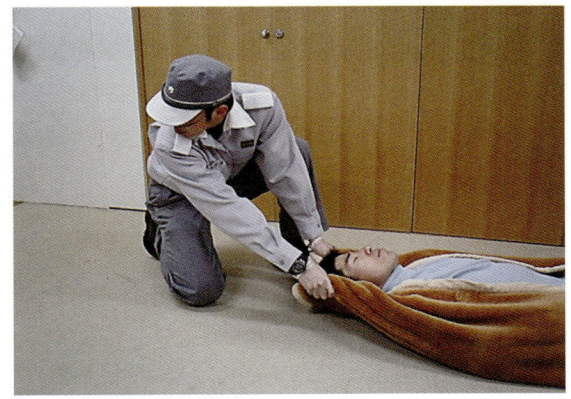

毛布やシーツに包み両肩を浮かせ気味に後方へ搬送する

Point！

① 傷病者と搬送経路の状況に合った搬送方法を選択する。
② 適応を理解する。
③ 安全・確実な搬送方法を選択する。
④ 高齢者など骨折しやすい傷病者は、局所に力がかかる搬送方法は避ける。

体位変換

　意識障害のある傷病者を腹臥位から仰臥位への体位変換するときは、後頸部を保持し、愛護的に仰臥位にする。麻痺や拘縮などが認められた場合は健側を下にして体位変換する。

（1）体位変換1人法

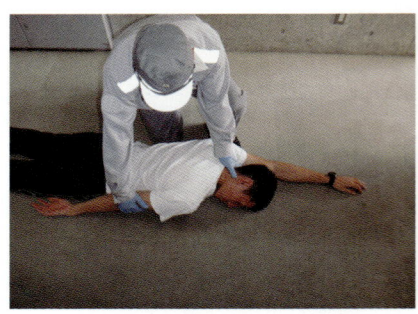
片方の手を伸ばし傷病者の後頸部と伸ばした手の反対側の上腕部を保持する

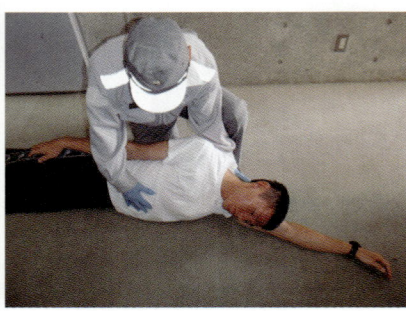
後頸部を保持し側臥位にする

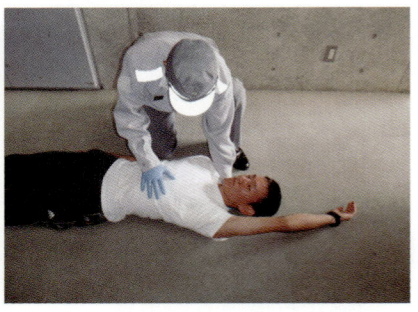
後頸部を保持したままゆっくりと仰臥位にする

（2）体位変換2人法

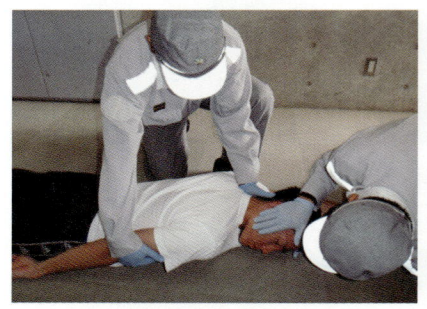
傷病者の片方の手を伸ばし、頭部保持者は親指を傷病者の鼻に向け頭部を保持する
他の隊員は後頸部と上腕部を保持する

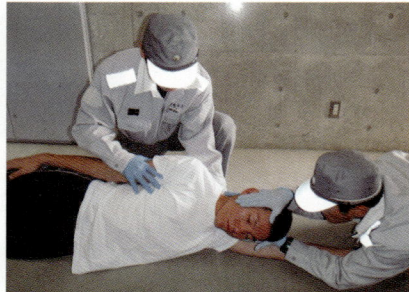
頭部と後頸部を保持したまま側臥位にする

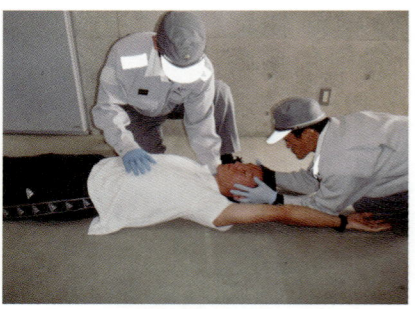
頭部と後頸部を保持したままゆっくりと仰臥位にする

> **注意！**
> 麻痺などがある場合は、健側の手を伸ばす。

> **Point！**
> ① 片方の手を伸ばす。
> ② 頭部・後頸部を保持し体位変換する。

器具搬送

傷病者搬送に使用する資器材は使用用途によって様々な機種がある。使用する際は、傷病者への適応や使用上の注意点、総重量、最大荷重を把握し、適切な資器材を選定する。

(1) サブストレッチャー

階段搬送や狭隘な場所からメインストレッチャーまで搬送に使用する。椅子型にして坐位の搬送も行える。

重量は約10kgで最大荷重は約160kgである。

椅子型にして固定ロックを掛ける。頭側の隊員は後部の握り手を、両側の隊員は胸部または肩部と足部の持ち手を握り、進行方向の安全を確認し搬送する。

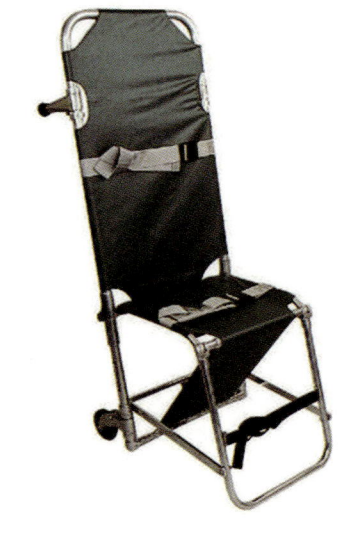

ファーノ　コンビネーション
ストレッチャー／チェアーモデル®

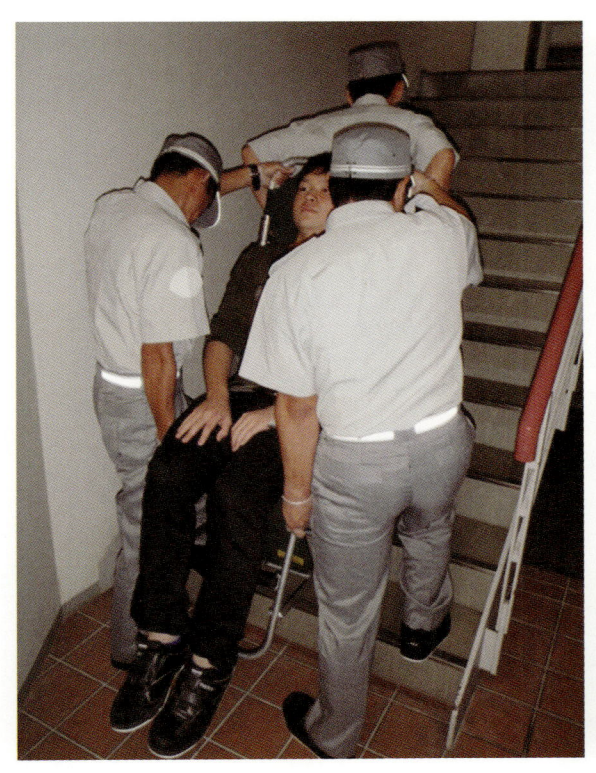

昇り搬送

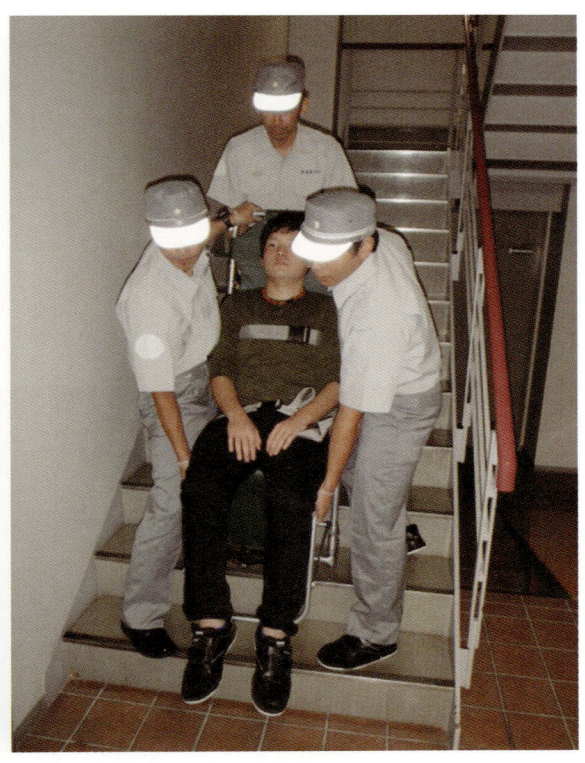

降り搬送

サブストレッチャーによる階段搬送

（2）階段搬送用ストレッチャー

階段搬送する際に使用するストレッチャー。

ステアチェアーは階段搬送用のストレッチャーで階段搬送しやすいようにハンドルが装備されている。総重量は9kgで最大荷重は159kgである。

イーバックチェアーはゴムローラーベルトの摩擦により抵抗を与え階段滑降させるため一人で階段搬送を行うことができる。ゴムローラーベルトの摩擦抵抗によって階段を降ろすため、住宅の木材製の階段には適さない。

総重量は9.5kgで最大荷重は182kgである。

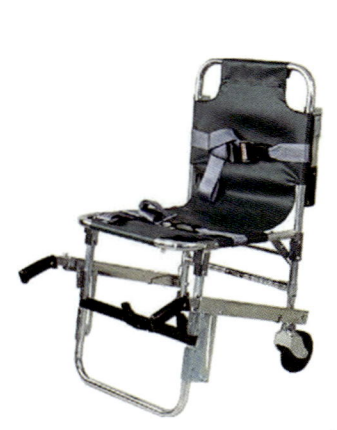

ファーノ　ステアチェアー®

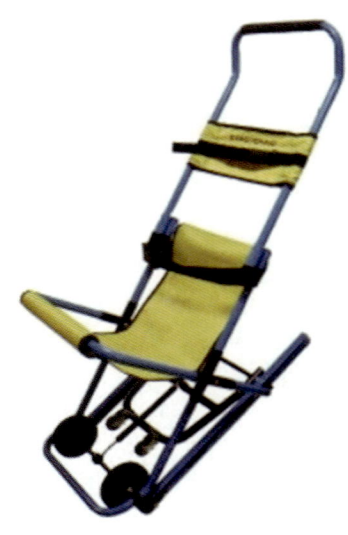

イーバックチェアー®

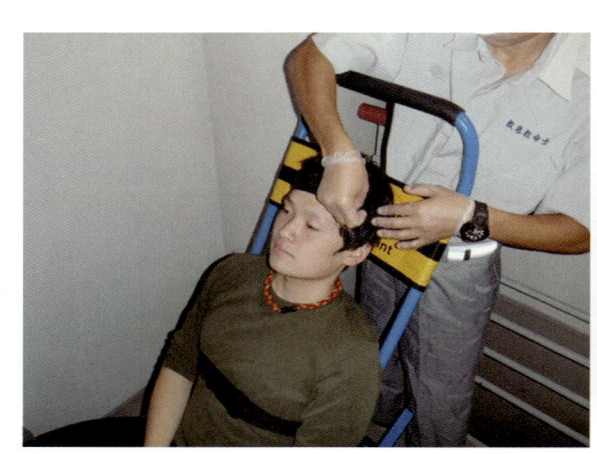

胸部・頭部のベルトで傷病者を固定する

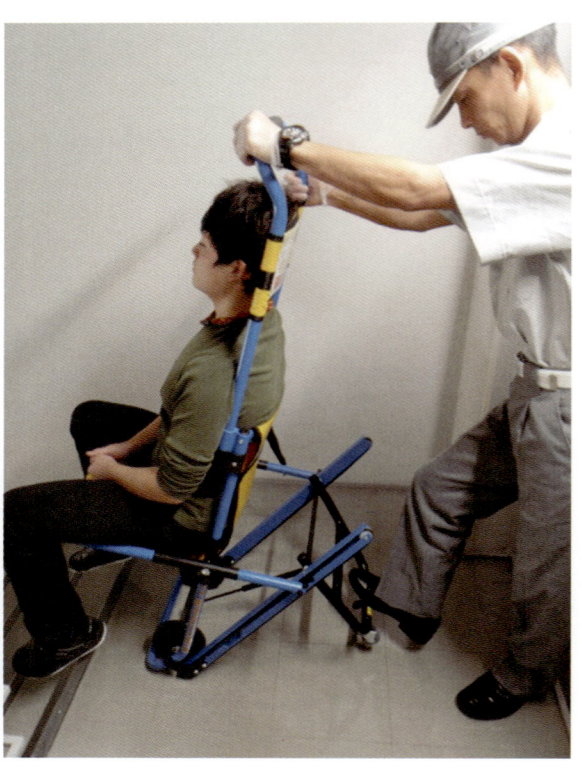

ゴムローラーベルト部の脚を収納する

イーバックチェアーによる階段搬送

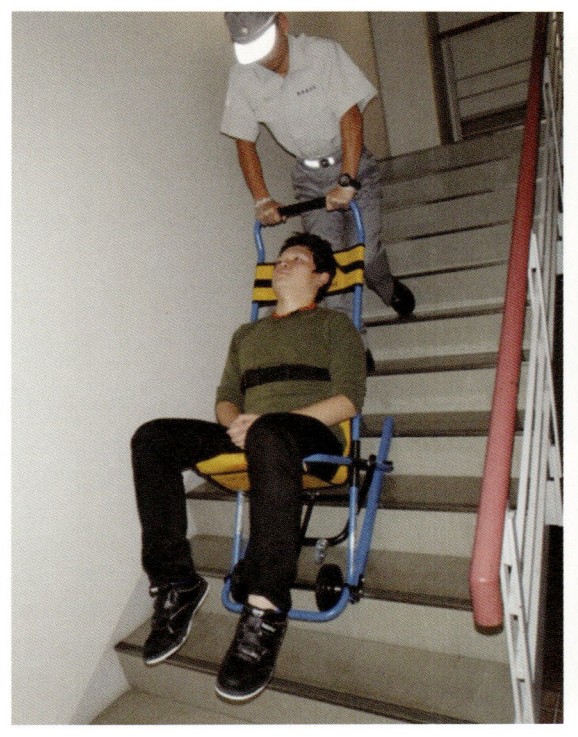

ローラーベルトを階段に接し降ろす 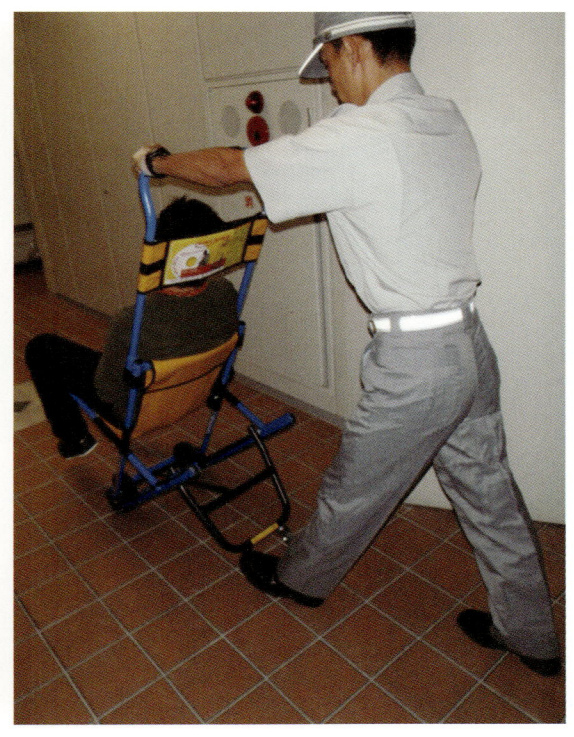　　　　　　収納した脚を出し搬送する

（3）レスキューシート

階段搬送や狭隘な場所からメインストレッチャーまでの搬送に使用する。4箇所の持ち手を持ち、椅子状にして搬送する。

重量は0.8kgで最大荷重は159kgである。

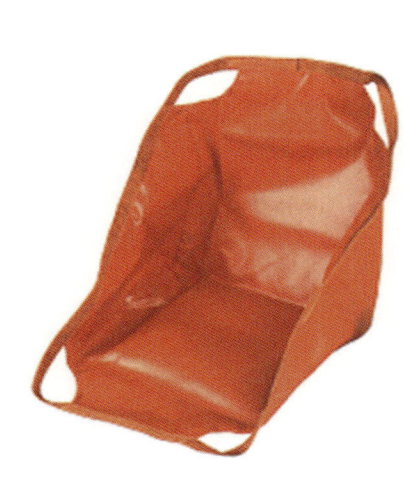

レスキューシート

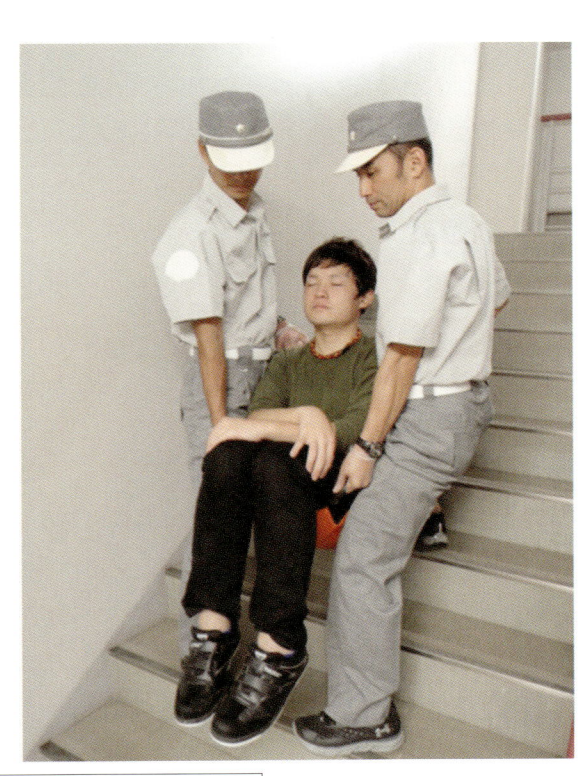

レスキューシートによる階段搬送

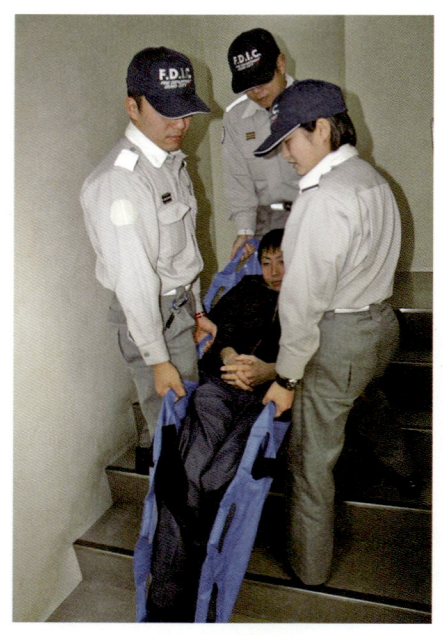

公共施設などの階段搬送では、傷病者の体幹に位置する隊員が相対し搬送できる

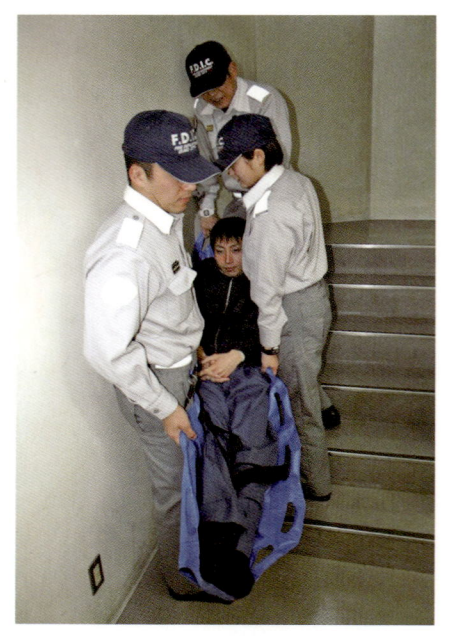

一般住宅での階段搬送では階段幅が狭いため、傷病者の体幹に位置する隊員が頭側と尾側に位置し搬送する

> **注意！**
> 通常一般住宅の階段幅は75cmである。人体の幅は約60cmのため、救急隊員が相対した配置で搬送することは困難である。徒手搬送や布担架、階段搬送器具など状況に合った搬送方法を選択することが必要である。

> **Point！**
> 徒手搬送や布担架、階段搬送器具など状況に合った搬送方法を選択する。

（4）布担架

屋内での搬送や階段、狭隘な場所からの搬送に使用する。近年では素材がポリエステル繊維を塩化ビニールで覆ったターポリン製になったことから、ターポリン担架ともいう。

方法

仰臥位の傷病者を搬送する場合は傷病者を横にし、背面に半分に折った布担架を挿入する。傷病者を仰臥位に戻し、反対側に横にして半分に折った布担架を引き出し布担架の中央へ載せる。落下防止のため傷病者をベルトで固定し搬送する。

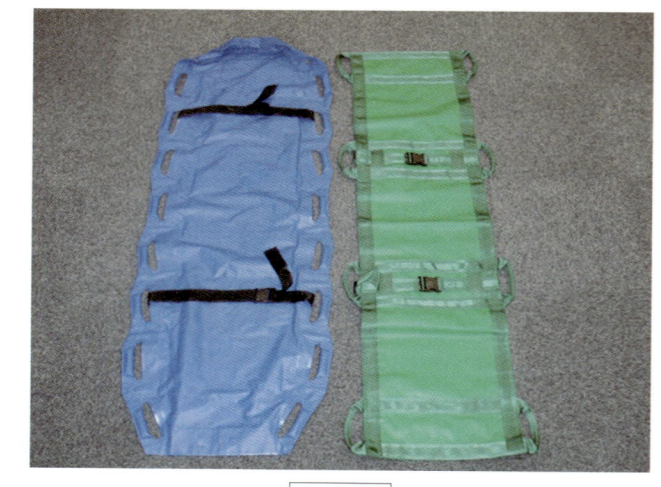

布担架

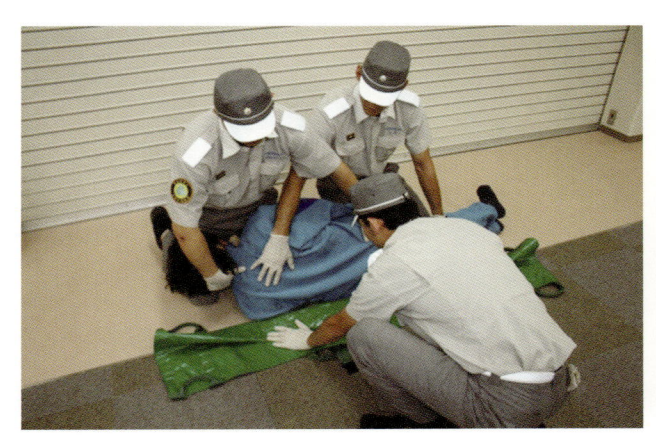

傷病者を横にして半分に折った布担架を挿入する 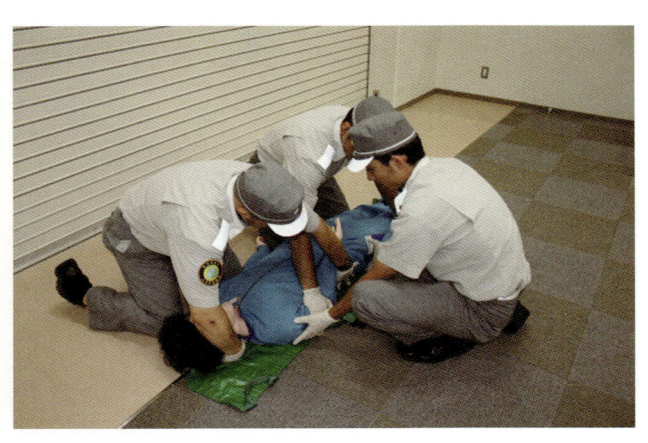　　　　傷病者を仰臥位に戻す

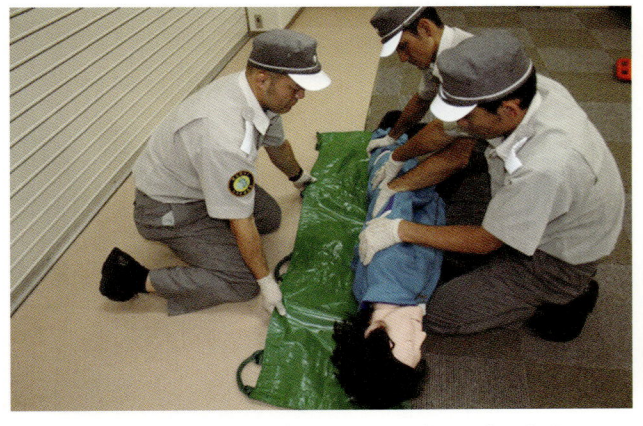

傷病者を反対側に横にして布担架を引き出す 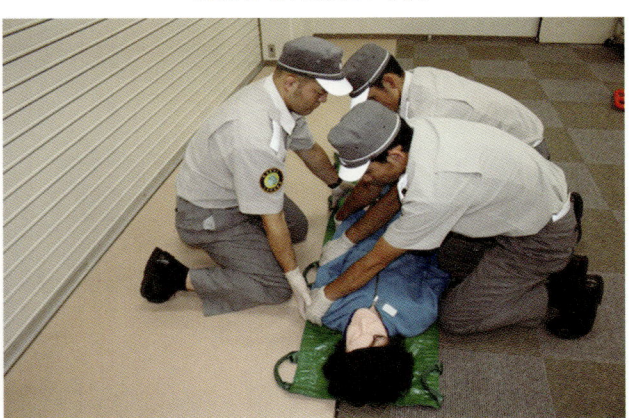　　　　傷病者を布担架の中央へ載せる

> **Point！**
> 落下防止のために搬送時はベルトで固定する。

（5）毛　布

　傷病者保温用の毛布や傷病者が使用している毛布をそのまま使用する。毛布は把持しにくいので、近くにメインストレッチャーや他の搬送器具を準備しておく。長距離や階段、狭隘な通路などの搬送困難な場所での搬送は避ける。

方　法

　毛布を半分に折り、さらにその半分に折った辺を折り込む。傷病者を横にして折り込んだ辺を傷病者の下に挿入する。傷病者を仰臥位に戻し、反対側に横にして半分に折った毛布を引き出し毛布中央へ載せる。毛布の両端を把持しやすいように丸め搬送する。

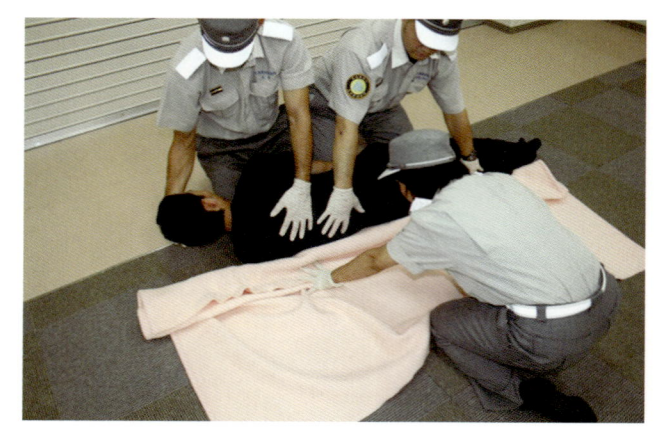

傷病者を横にして折り込んだ毛布を挿入する

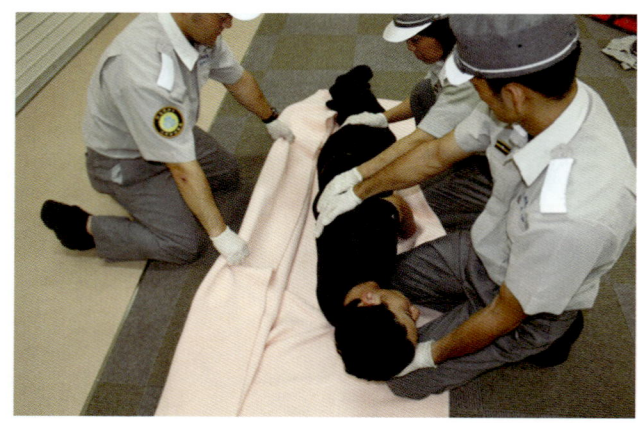

傷病者を仰臥位に戻し、反対側に横にして半分に折った毛布を引き出し中央へ載せる

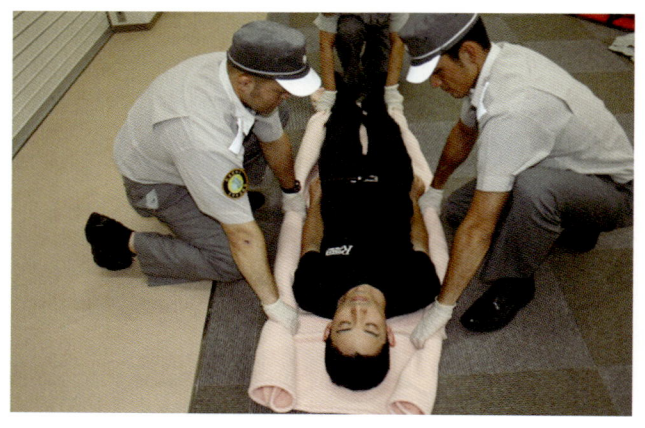

毛布の両端を把持しやすいように丸める

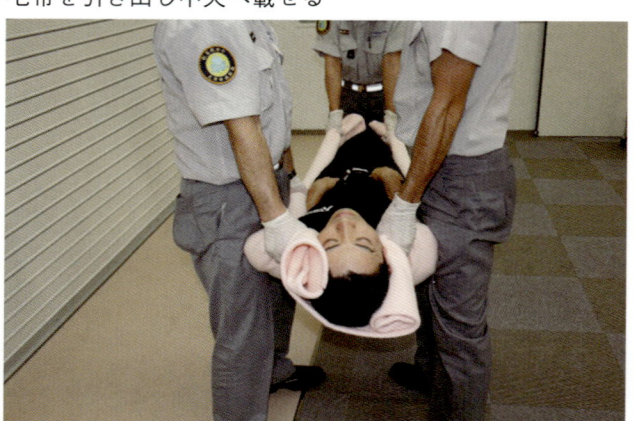

毛布の両端を把持し搬送する

> **Point!**
> 長距離や搬送困難な場所での搬送は避ける。

（6）バックボード

　木製やポリエステル製で、両側にはストラップをかけるピンと搬送時に持つグリップの穴があり、主に外傷傷病者の全身を固定する固定具である。全身を固定するロングバックボードと上半身を固定するショートバックボードがある。いずれもヘッドイモビライザーとベルトを使用して脊柱を固定する。収納スペースをとらない二つ折りタイプのロングバックボードもある。また、小児の体格に合わせた小児用もある。ロングバックボードの大きさは長さ約185cm、重量約5.9kgで、最大荷重は約160kgである。
　ショートバックボードは事故車両からの救出や下肢固定に使用される。

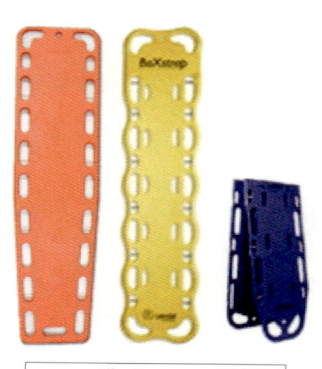

ロングバックボード

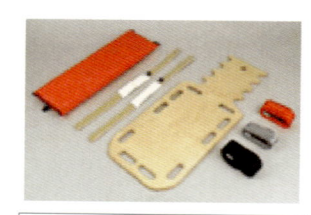

ショートバックボード

> **使用方法**

　重症外傷では頸髄・脊髄の損傷が起こりやすい。また、受傷した臓器や大血管なども搬送中の動揺により損傷が拡大し容態が悪化することもある。このため、重症外傷傷病者では脊椎や臓器に動揺を与えず搬送しなければならない。

ログロール

　ログロール（Log Roll）とは、傷病者の身体を一本の丸太（Log）に見立て、脊椎軸に捻りや屈曲を加えずに回す（Roll）動作をいう。

　傷病者の頭部、肩、腰部、下腿を保持し、頭部保持者の合図で傷病者を横にする。ロングバックボードを傷病者側へ引き寄せ、頭部保持者の合図でロングバックボードの上に降ろす。傷病者の体幹と下肢を保持し、頭部保持者の合図で脊椎軸を一定に保ちながらスライドさせボード中央に移し、体幹と下肢をベルトで固定し、その後ヘッドイモビライザー（頭部固定具）で頭頸部を固定する。

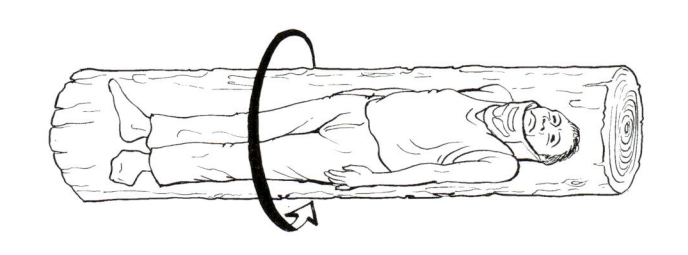

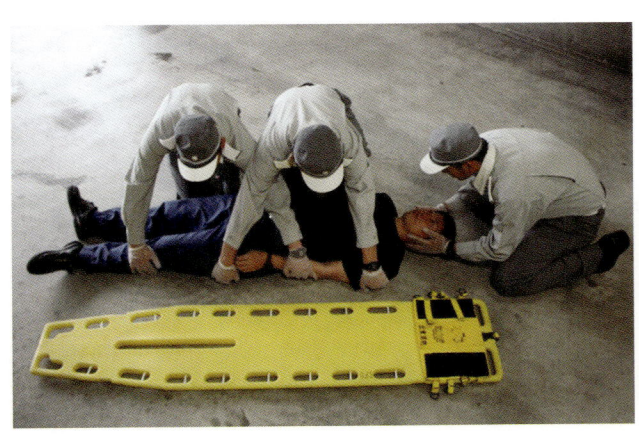

傷病者の頭部、肩、腰部、下腿を保持する

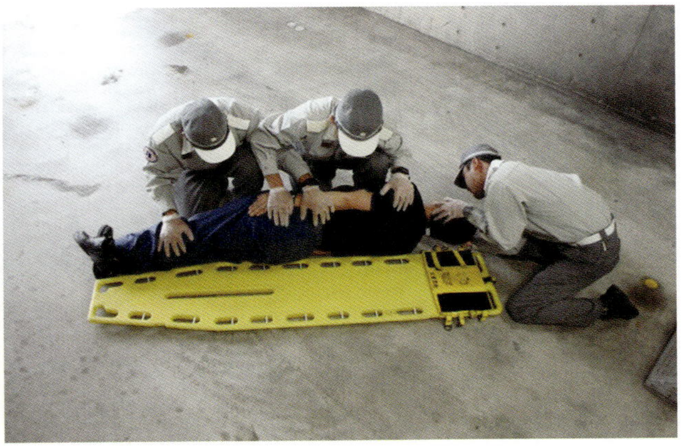

頭部保持者の合図で傷病者を90度横にする

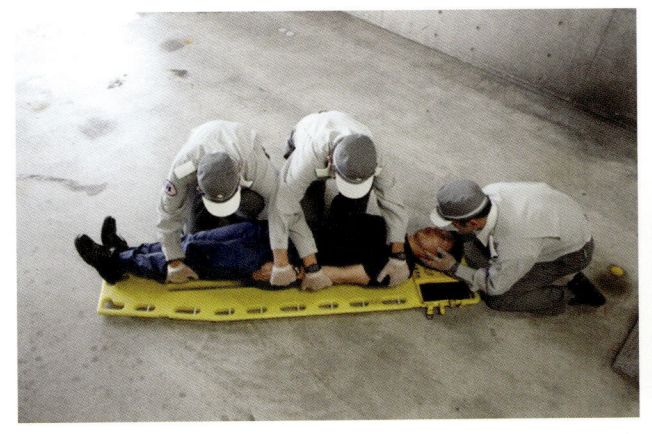

ロングバックボードを傷病者側へ引き寄せ、頭部保持者の合図でボード上に降ろす

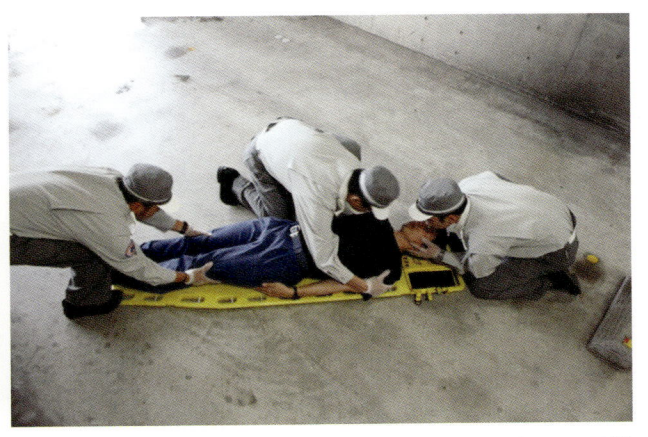

傷病者の体幹と下肢を保持し、頭部保持者の合図で長軸方向にスライドさせボード中央に移す

　　仰臥位傷病者のログロール

Point!

① 頭部保持者の合図で行う。
② 脊椎軸を一定に保つ。

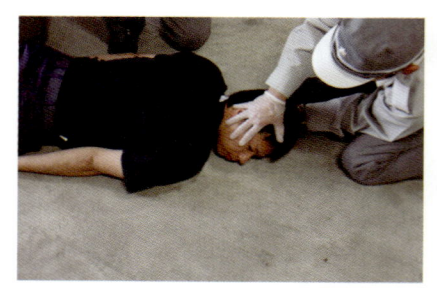

頭部保持者は親指を傷病者の鼻に向け頭部を保持する

頭部保持者の合図で傷病者の脊椎軸を一定に保ち90度横向きにする

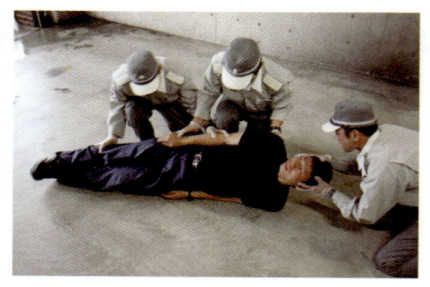

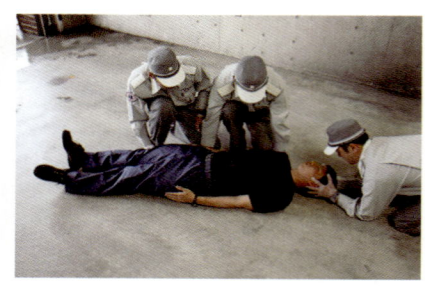

仰臥位にした後に、頭頸部をニュートラル位に戻す

腹臥位傷病者のログロール

Point!

① 頭部保持者の合図で行う。
② 脊椎軸を一定に保つ。
③ 仰臥位に戻した後にニュートラル位にする。

ログリフトとファイアーマンリフト（フラットリフト）

骨盤骨折や疑いのある、また穿通性異物が体幹に刺さった傷病者に行う。

・ログリフト

傷病者を数人で跨ぎ、体幹と下肢を保持し、頭部保持者の合図で傷病者を持ち上げる。その後傷病者の下にロングバックボードを挿入し、頭部保持者の合図で傷病者を降ろす。

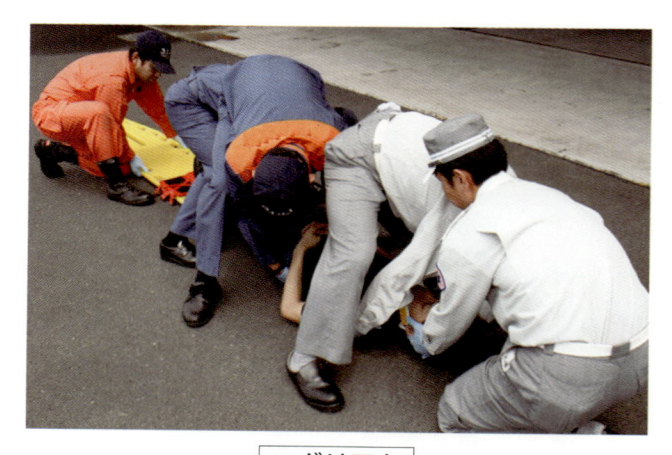

ログリフト

・ファイアーマンリフト（フラットリフト）
　傷病者に相対し、体幹と下肢を保持し、頭部保持者の合図で傷病者を持ち上げる。その後傷病者の下にロングバックボードを挿入し、頭部保持者の合図で傷病者を降ろす。

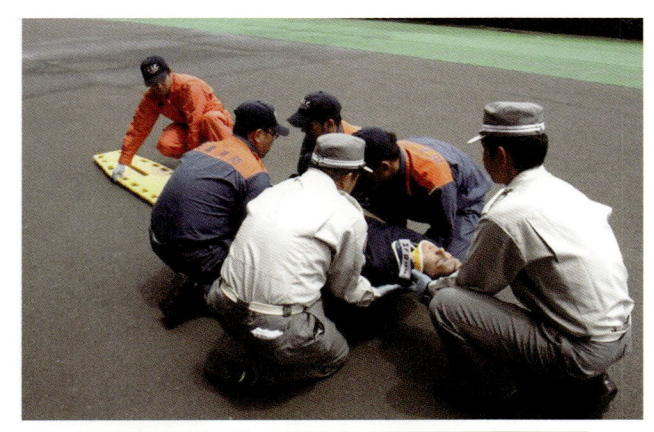

ファイアーマンリフト（フラットリフト）

Point！
① 適応を理解する。
② 頭部保持者の合図で行う。
③ 脊椎軸を一定に保つ。

立位傷病者の全脊柱固定
　立位の傷病者の場合でも、受傷機転や頸部の痛み、手のしびれなど、頸椎損傷が疑われる場合には、ロングバックボードに固定する。
　傷病者の後方に障害物がないことを確認する。両側から傷病者の前額部に手を当てて頭頸部を固定する。傷病者の腋より上部のグリップを握り、傷病者の踵にロングバックボードの下端を接して置く。後方を確認し、前額部に手を当てたまま頸椎軸を一定に保ち傷病者に声を掛けながらゆっくり倒す。

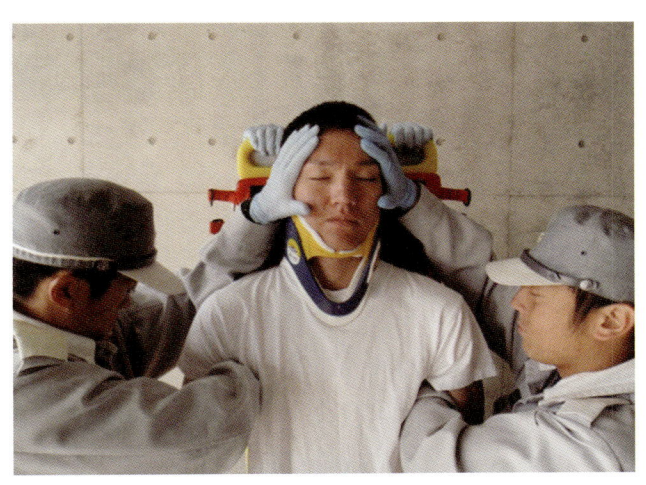

傷病者の前額部に手を当てて頭頸部を固定し、傷病者の腋より上部のグリップを握る

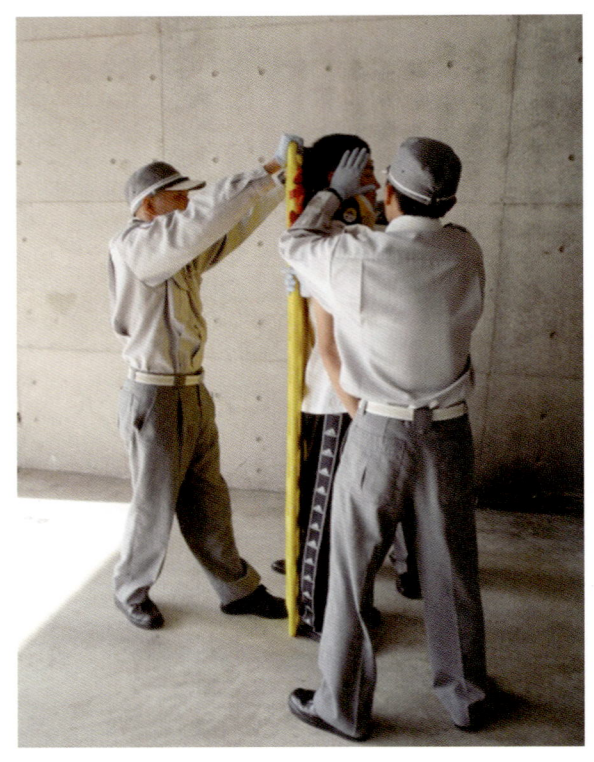

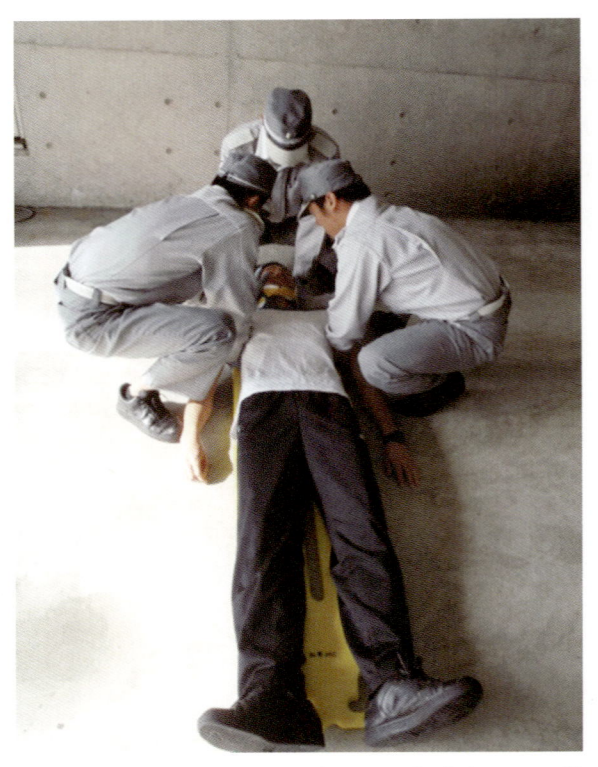

傷病者の踵にロングバックボードの下端を接して置く　　後方を確認し、頸椎軸を一定に保ち傷病者に声を掛けながらゆっくり倒す

> **Point !**
> ①　用手で頭頸部をボードに固定する。
> ②　傷病者に声を掛けながらゆっくり倒す。

全脊柱固定

　ログロールにより傷病者をロングバックボードに載せた後に、全脊柱固定を行う。全脊柱固定の目的は、頸脊椎と受傷した臓器の二次損傷の防止である。不穏時や痙攣を起こしたときに、頭部を軸にして体幹が動き頸椎を損傷する恐れ（スネーク現象）があるため頭部固定は体幹固定後に行う。

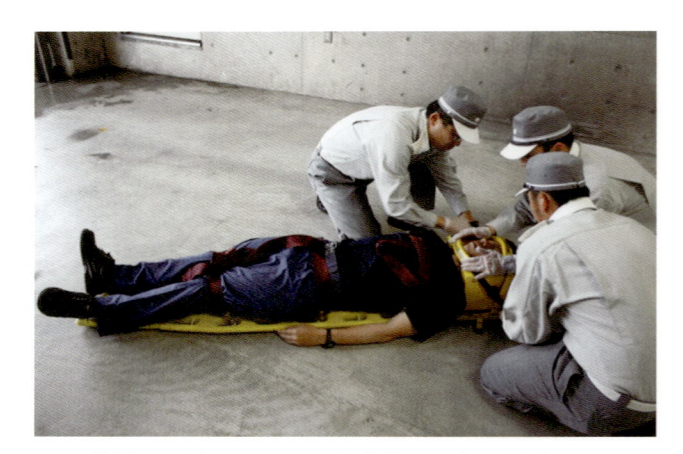

体幹・下肢をベルトで固定後、頭部を固定する

【ベルト固定時の注意点】
1．呼吸抑制させない（胸部は腋下で締める）。
2．受傷部位にベルトを当てない（当たるときはタオルなどで保護する）。
3．妊婦のお腹は締め付けない。

> *Point!*
> ① ベルト固定は適切に行う。
> ② 体幹固定後に頭部固定を行う。

全脊柱固定の注意点

　ロングバックボードに全脊柱固定された傷病者は身動きがとれないため、気道管理には細心の注意が必要である。嘔吐時はロングバックボードごと傷病者を横に向けて速やかに吐物を処理し、気道確保しなければならない。また、状況に応じて頸椎カラーを外し、用手的に気道確保を優先して行う。

　頸椎をニュートラル位に戻すときに痛みを訴えた場合や意識がない傷病者で抵抗がある場合は、ヘッドイモビライザーの代わりに毛布などを用いそのままの状態で固定する。

　股関節脱臼の傷病者は患側の膝下に毛布を丸めて入れ屈曲させ固定する。

　脊柱の後彎が強い傷病者はそのままの姿勢を保てるように毛布等を背に入れ固定する。

　チャイルドシートに座っている乳幼児・小児は体表面に大きな損傷がなければ、頭頸部に救急タオルや毛布を当て、そのままの状態で固定する。

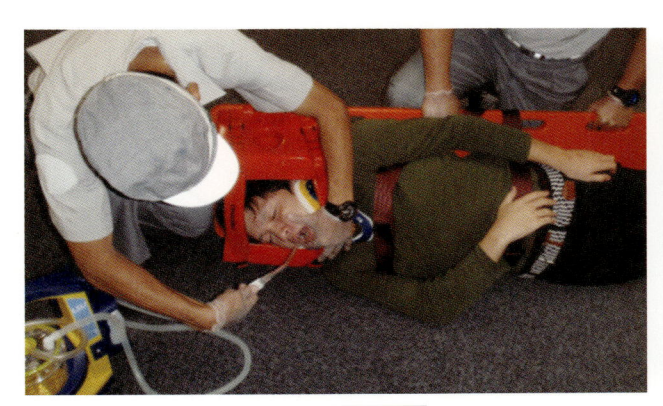

嘔吐時の処置

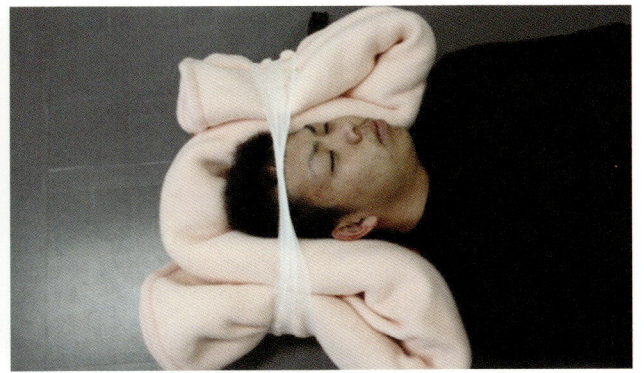

ニュートラル位が困難な頭部固定

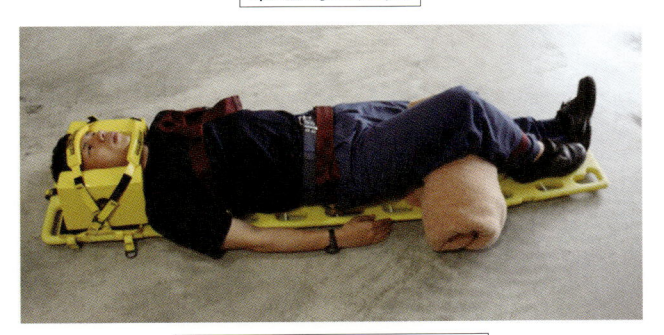

股関節脱臼の傷病者固定

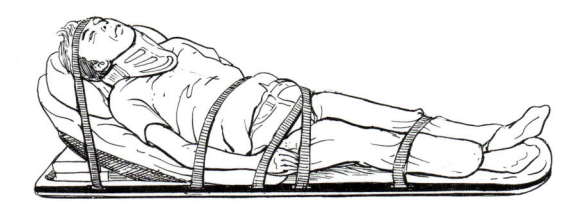

脊柱の後彎が強い傷病者の全脊柱固定

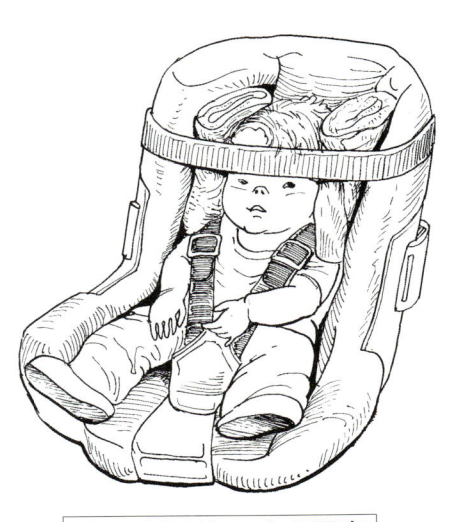

チャイルドシートの固定

> **Point!**
> ① 嘔吐時はロングバックボードごと横に向けて処置する。
> ② ニュートラル位が困難な場合は毛布で頭部固定する。
> ③ 股関節脱臼の傷病者は膝下に毛布を丸めて固定する。
> ④ 脊柱の後彎が強い傷病者はそのままの姿勢で固定する。
> ⑤ 大きな外傷のない乳幼児・小児はチャイルドシートごと固定する。

＊ショートバックボードの使用方法については事故車両からの救出方法を参照

（7）スクープストレッチャー

アルミ合金やポリマー樹脂製で、本体を2分割し傷病者をすくうようにし収容する固定器具。ロングバックボードと同様に全脊柱固定が必要な傷病者に使用する。傷病者をログロールすることなく全脊柱固定が可能なため、骨盤骨折や体幹に穿通性異物が刺さったままの傷病者にも使用できる。重量は約9kg、最大荷重は約150kgである。

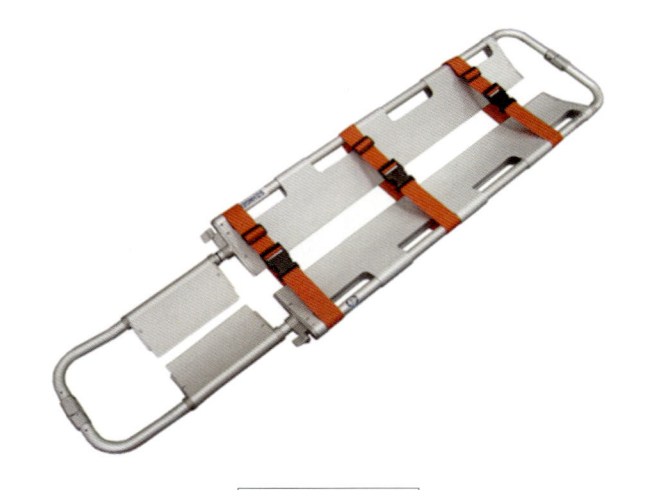

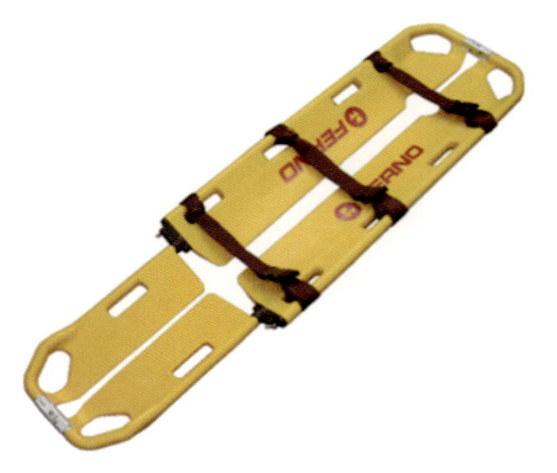

| アルミ合金製 | ポリマー樹脂製 |

使用方法

頭頸部をニュートラル位に保持し、傷病者の身長にスクープストレッチャーの長さを合わせ2分割する。分割したスクープストレッチャーのすくい羽根を傷病者の下に入れ、スクープストレッチャーの上に載せる。頭部側と足側のピンをロックし、体幹と下肢をベルトで固定し、ヘッドイモビライザーで頭部を固定する。

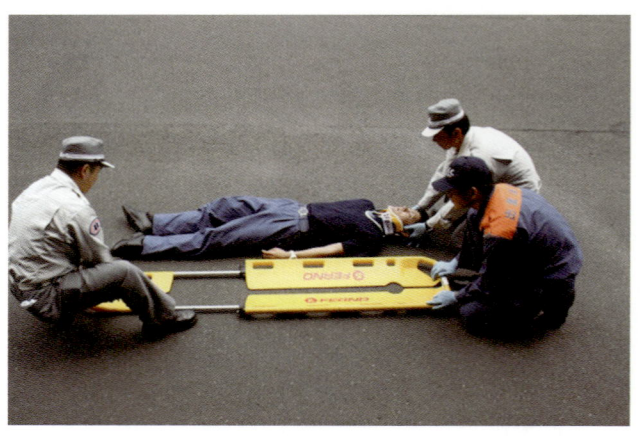

頭頸部をニュートラル位に保持し、長さを傷病者の身長に合わせ2分割する

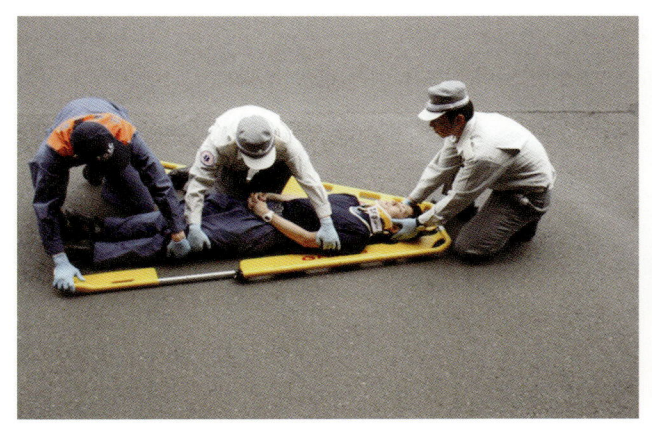

片方ずつ傷病者の下に入れる

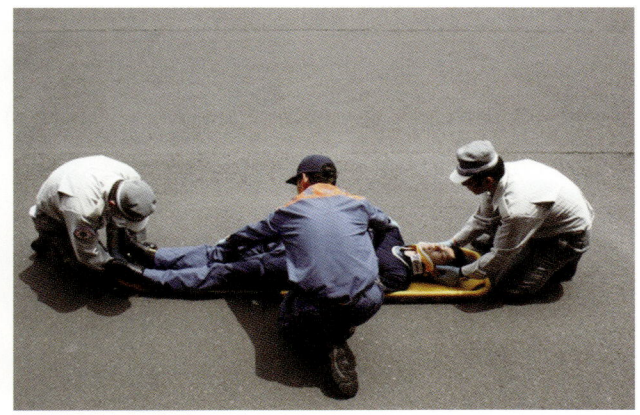

頭部側と足側のピンをロックし、体幹と下肢をベルトで固定し頭部を固定する

　スクープストレッチャーは内側に傾斜しているので、ヘッドイモビライザーはバックボード固定時と逆の面で配置する。

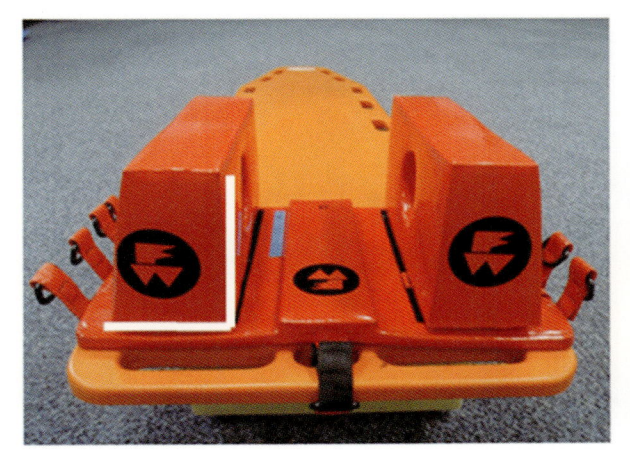

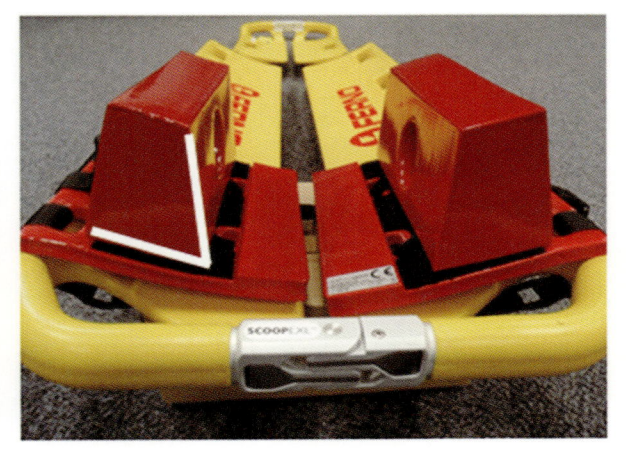

バックボードとスクープストレッチャーのヘッドイモビライザーの配置の違い

> ### Point !
> ① 適応を理解する。
> ② ヘッドイモビライザーの配置に注意する。

ロングバックボードとスクープストレッチャーの持ち上げ方

　ボディメカニクスを活用し持ち上げる。重たい傷病者や隊員間で体格差や体力差がある場合は体幹部に隊員を配置するか、2人の隊員が頭側に配置し3人で持ち上げる。

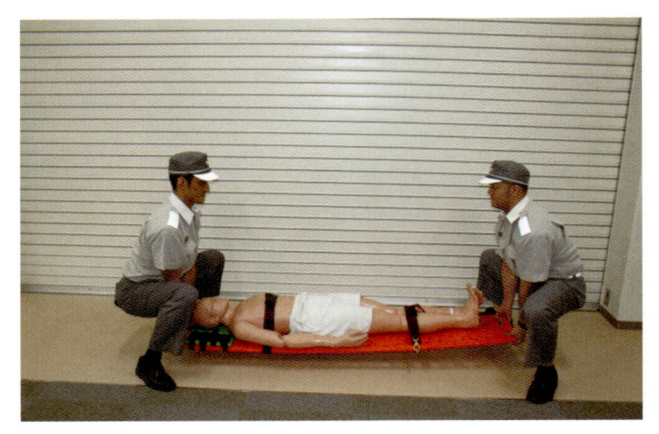

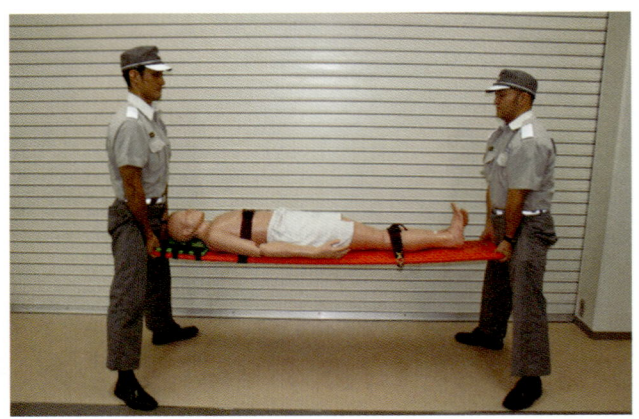

2人での持ち上げ

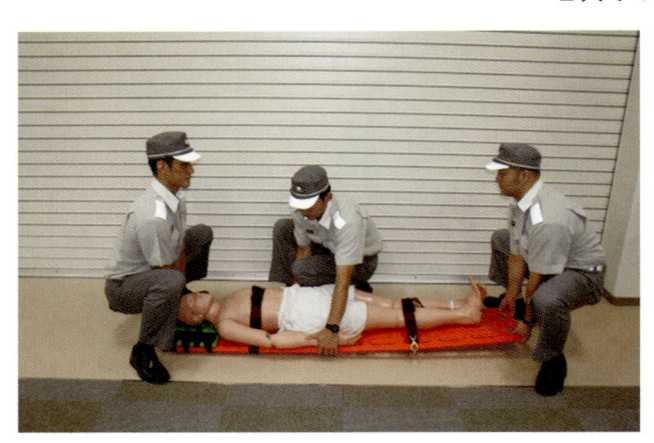

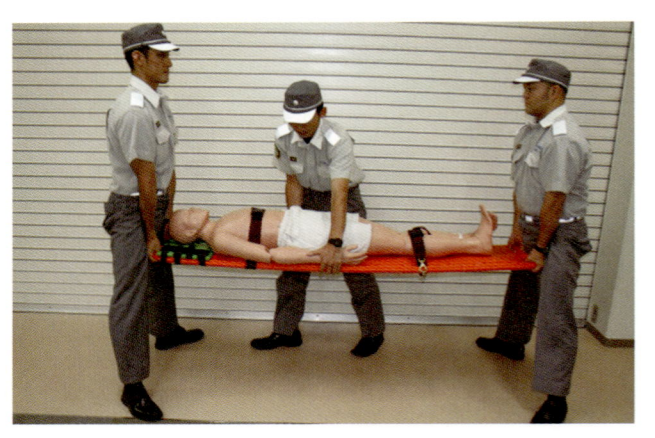

体幹部に隊員を配置した持ち上げ

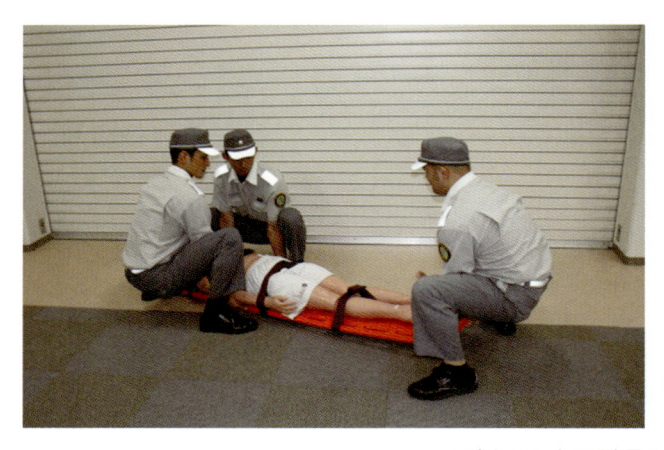

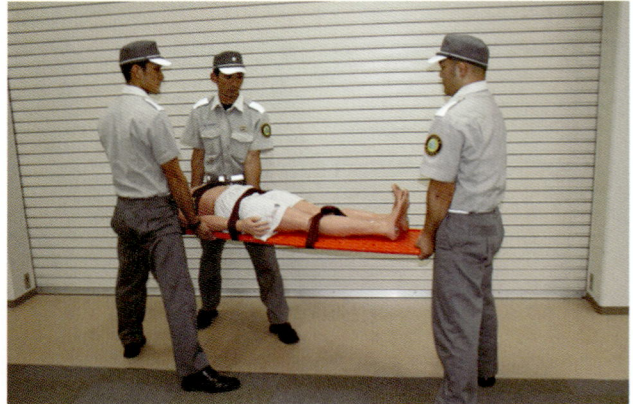

頭側に2人の隊員を配置した持ち上げ

> **Point !**
> ① ボディメカニクスを活用する。
> ② 傷病者の体重や隊員間の体格・体力差を考慮し隊員を配置する。

(8) バキュームスプリント

　スプリント内の空気を減圧させ、内部の細かいビーズを固める固定器具で、全身用と四肢用がある。

　スプリント内に空気を入れて内部のビーズを均一にならし、軽く固まるまで専用ポンプで空気を抜く。ログリフトやフラットリフトで傷病者を収容し、傷病者の体型にフィットするまで空気を入れる。ベルトで傷病者を固定後、減圧し傷病者の体型にあった形で固める。搬送するときはスプリントの搬送用ハンドルを持つ。

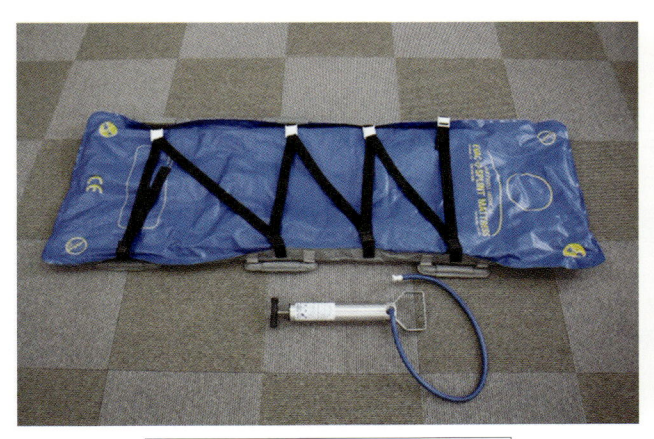

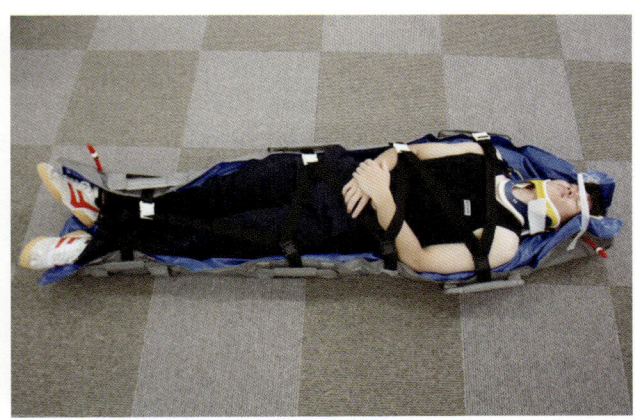

全身用バキュームスプリント　　　バキュームスプリントによる全脊柱固定

Point！
① 内部のビーズを均一にならす。
② 軽く固まるまで空気を抜く。
③ 傷病者の体型に合わせ空気を入れる。
④ ベルトで固定し空気を抜き全身を固定する。

(9) バスケット型ストレッチャー

　搬送と救出用のストレッチャーで舟の形をしていることから舟型担架とも呼ばれる。ポリエチレン製やアルミ製、ステンレス製などがある。バックボードやスクープストレッチャーは全脊柱固定具であるため、ベルトを固定するフック（金具）は荷重強度が弱いのでつり上げ等の救出には使用できず、また長距離搬送では不安定なため安全な搬送が行えない。つり上げ等の救出や長距離搬送ではバスケット型ストレッチャー（舟型担架）に載せ救出搬送する。

　重量は9.5〜15kg、最大荷重はポリエチレン製が272kg、アルミ製が180kg、ステンレス製が1,132kgである。機種によって重量や最大荷重が異なるので仕様を確認する。

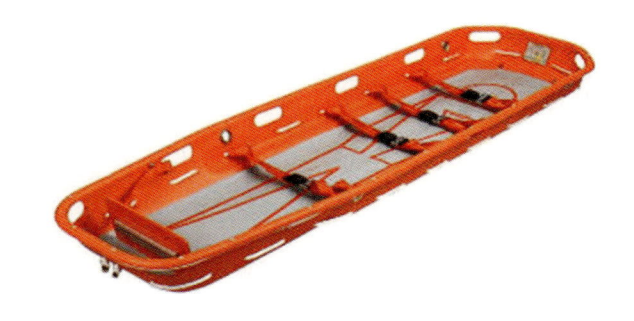

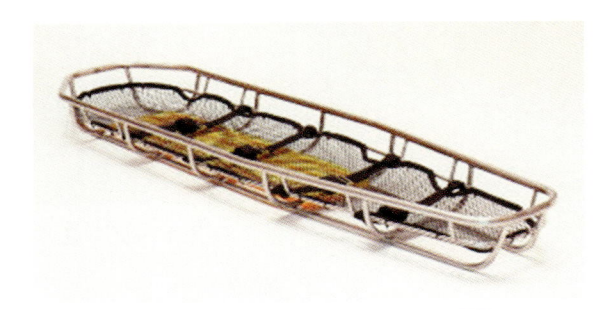

バスケット型ストレッチャー

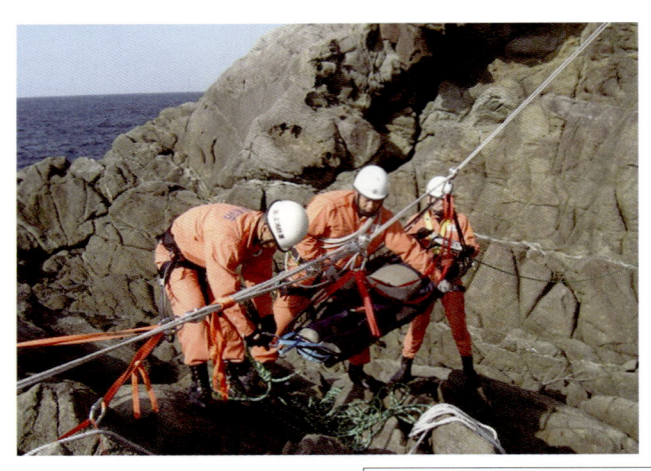

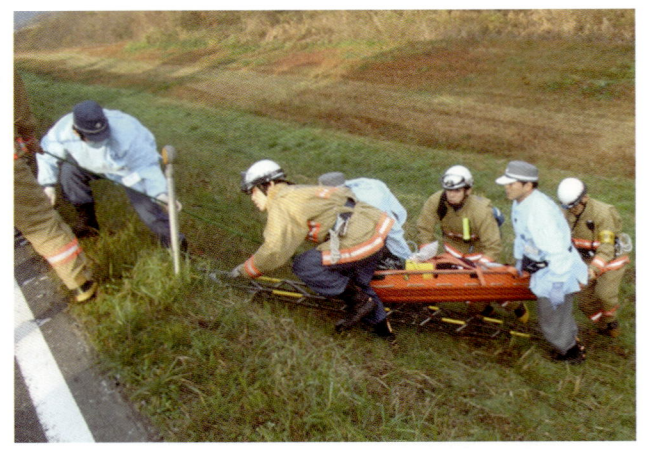

バスケット型ストレッチャーによる救出と搬送

Point!
① つり上げなどの救助や長距離搬送に使用する。
② 機種によって重量や最大荷重が異なるので仕様を確認する。

(10) メインストレッチャー

傷病者を救急車内へ収容し医療機関の処置室へ収容するストレッチャー。4輪の車輪が付いており、救急車収容時にストレッチャーの脚が収納される。搬送部と傷病者収容部が分離でき、サブストレッチャーとして使用できるタイプもある。数段階の高さが調整でき、また傷病者の病態に応じた体位をとることができる。

・エクスチェンジストレッチャー（ファーノ社）

ストレッチャーの脚の伸長・収納が一人でできる。ストレッチャーは6段階の高さ調整が、上部ストレッチャーは頭部3段階、足部3段階の体位調整が可能である。また、上部のストレッチャーを外し、サブストレッチャーとして使用できる。総重量は、約45kgで、最大荷重は160kgである。

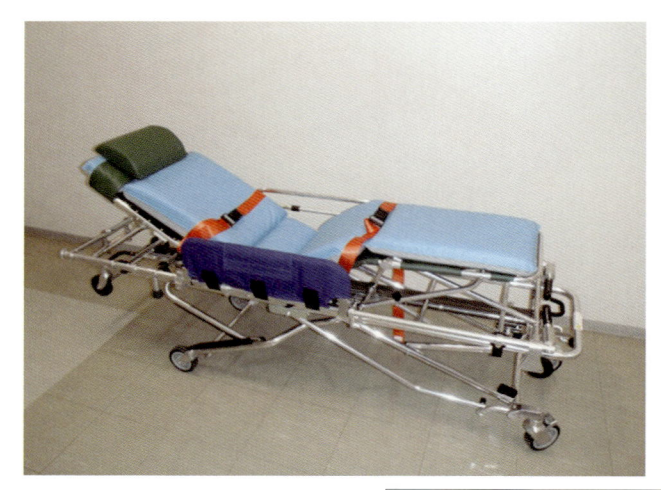

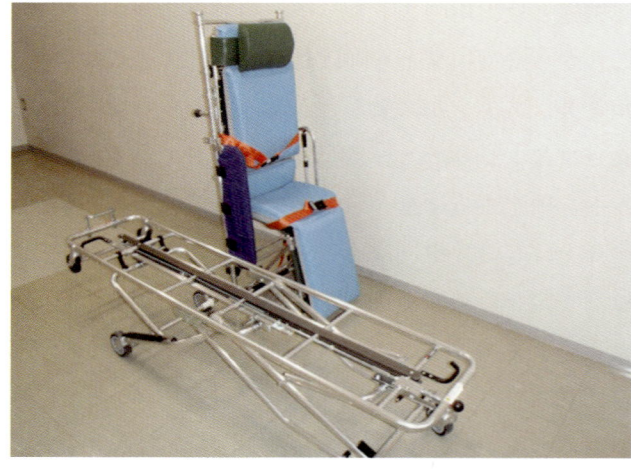

ファーノ　エクスチェンジストレッチャー®

・スカットメイト（ファーノ社）

　キャスターが4輪すべて回転するため、方向転換が容易に行える。ストレッチャーは3段階の高さ調整が、頭部5段階、足部は約20°の1段階で体位調整が可能である。総重量は45kgで最大荷重は181kgである。

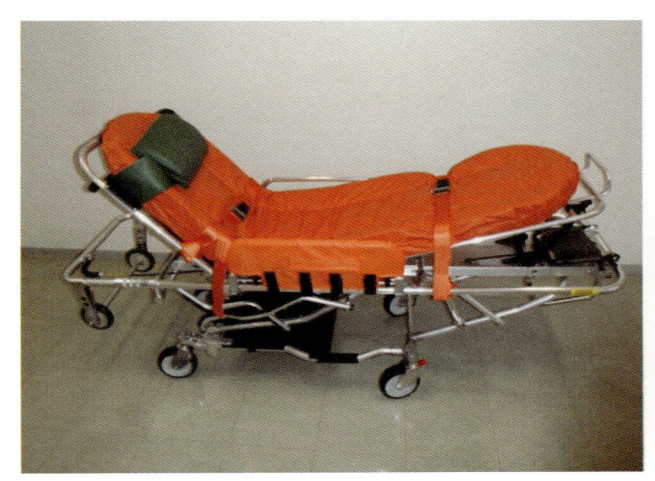

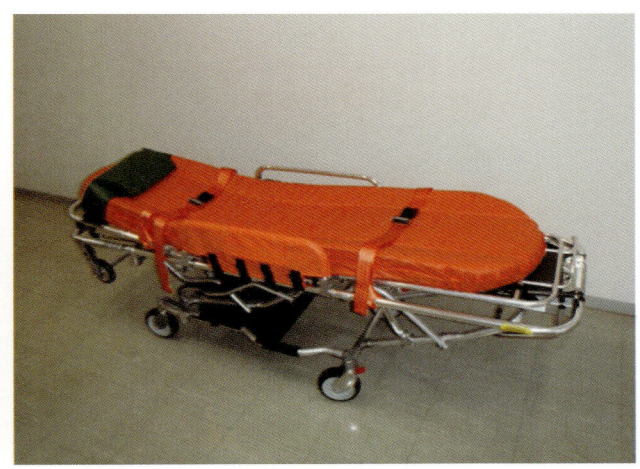

ファーノ　スカットメイト®

・GT-06（松永製作所）

　エクスチェンジタイプでストレッチャーの高さを低くしても4輪のキャスターが動くため方向転換が容易に行える。ストレッチャーは4段階の高さ調整が、頭部6段階、脚部4段階の体位調整が可能である。上部のストレッチャーを外し、サブストレッチャーとして使用できる。総重量約52kg、最大荷重は160kgである。

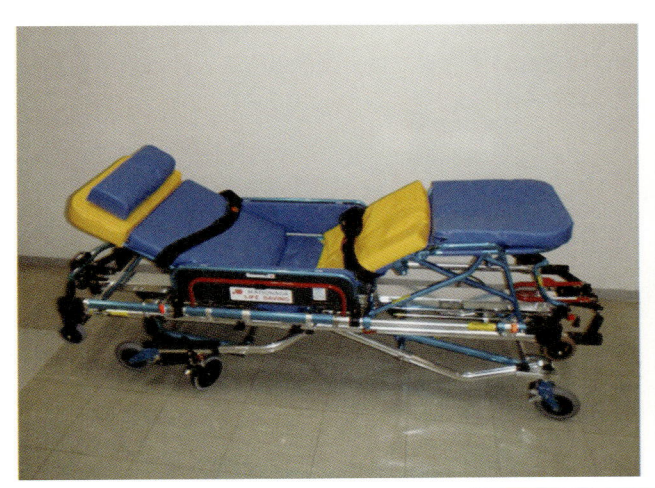

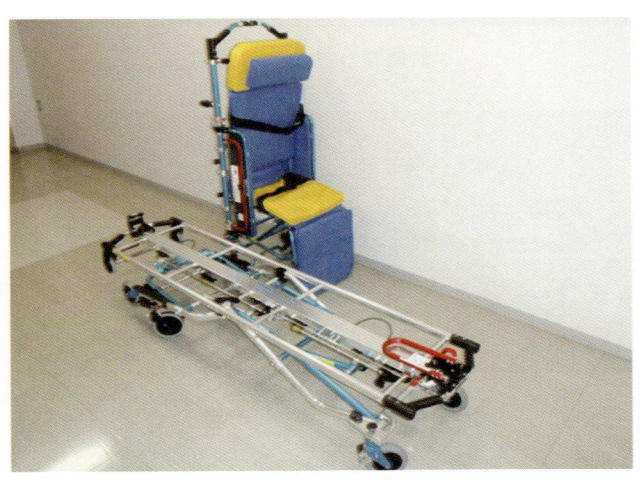

松永　GTストレッチャー®

使用方法

　傷病者をメインストレッチャーに移乗し、傷病者の落下防止のためベルトで固定する。

　傷病者が重たい、または隊員に体格差や体力差があり、頭側の隊員に負担がかかる場合は、体幹に隊員を配置するか2人の隊員が頭側に配置し持ち上げる。

　また、持ち上げ時の身体負担を軽減させるために、メインストレッチャーの高さをあらかじめ膝の高さにしておくとよい。

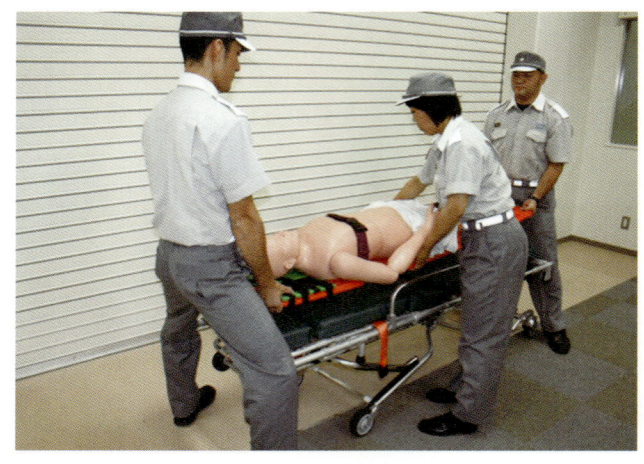

メインストレッチャーへ移乗する

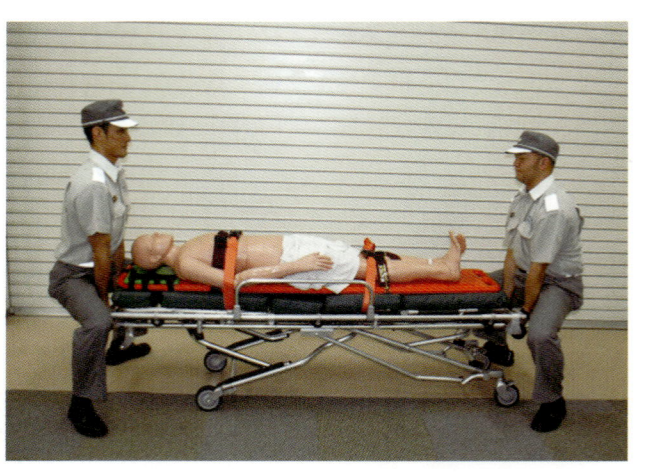

ボディメカニクスにより保持する

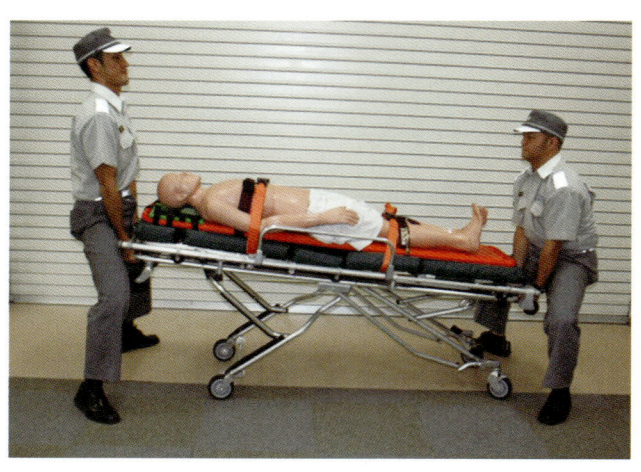

頭側から持ち上げる

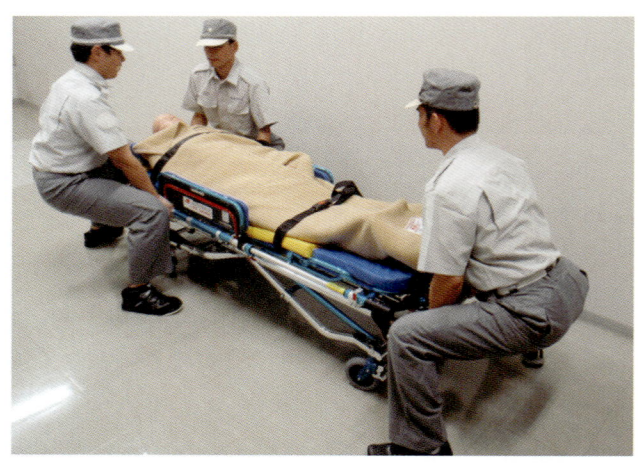

体重の重たい傷病者では、頭部側に2人の隊員が配置し持ち上げる

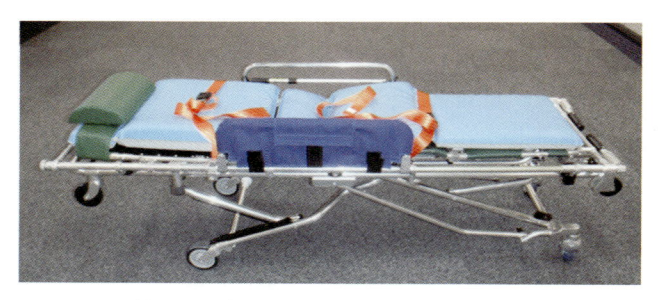

持ち上げやすい高さに設定しておく

> Point!
>
> ① 使用するメインストレッチャーの総重量、最大荷重を把握する。
> ② 特徴や使用上の注意点を理解する。
> ③ 傷病者の体重や隊員の体力によって配置を代える。
> ④ 持ち上げやすい高さに設定しておく。

体位管理

　意識のある傷病者は、その病態に応じて自ら適切な体位をとっていることが多い。救急搬送時は傷病者の病態に適した体位で搬送しなければならない。メインストレッチャーによっては体位設定ができない機種もあるので、毛布等を使用し適切な体位をとる。

　また、病態にとらわれることなく、呼吸や血圧などのバイタルサイン、優先する処置などを総合的に判断して適切な体位をとる。

体位と適応する傷病者の病態と効果

・仰臥位
もっとも安定した基本的な体位。

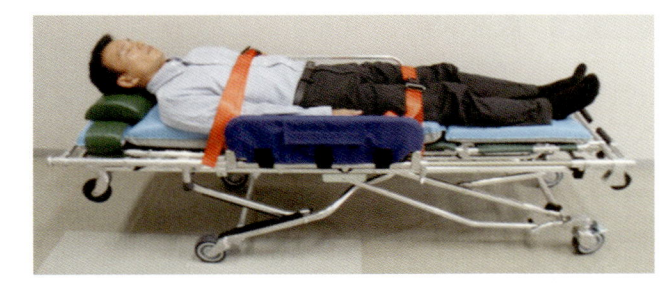

・頭部高位（セミファーラー位）
適　応：脳血管障害、高血圧の傷病者
効　果：頭部を心臓より高くすることにより頭蓋内圧の上昇を防ぐ。

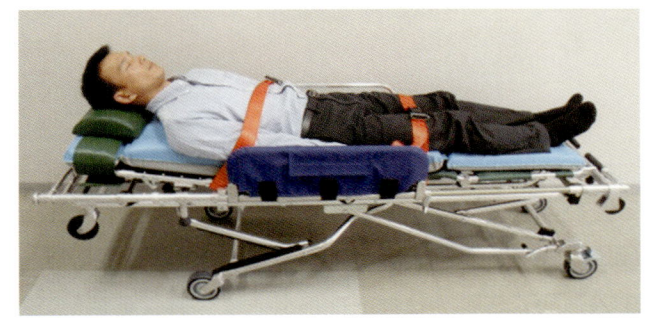

・半坐位
適　応：胸痛や呼吸困難、脳血管障害の傷病者
効　果：補助呼吸筋が使いやすくなる。
　　　　静脈還流量が低下する。

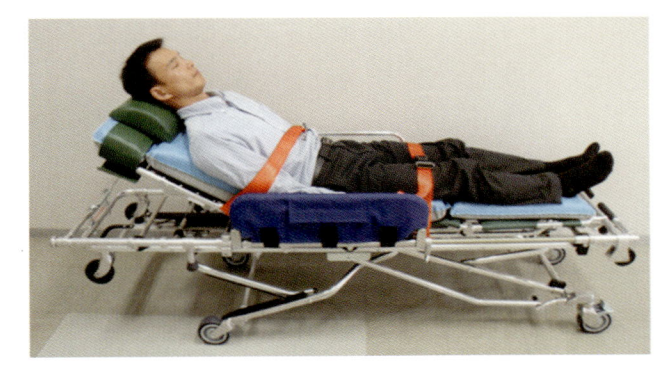

・坐　位
適　応：喘息などの呼吸困難、うっ血性心不全の傷病者
効　果：補助呼吸筋が使いやすくなる。
　　　　静脈還流量が低下する。

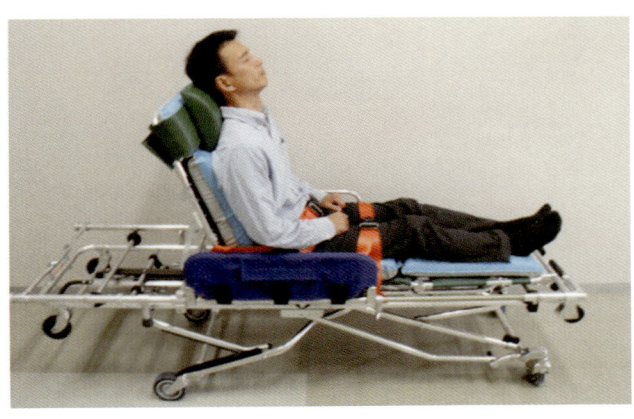

・ショック位

|適　応|：循環血液量減少性ショックや貧血の傷病者
|効　果|：下肢血流が上半身に集中し、心臓への静脈還流量が増加する。

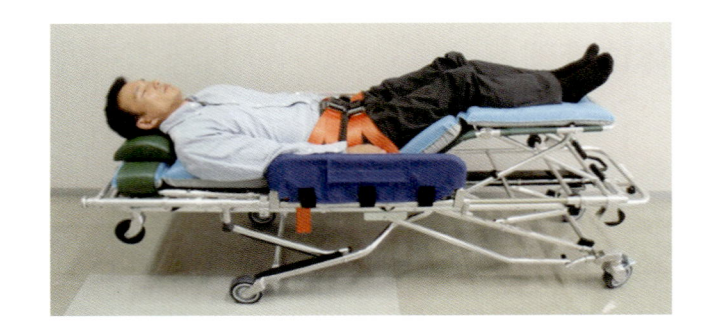

・膝屈曲位

|適　応|：腹部単独外傷や腹痛の傷病者
|効　果|：腹壁の緊張が緩和する。

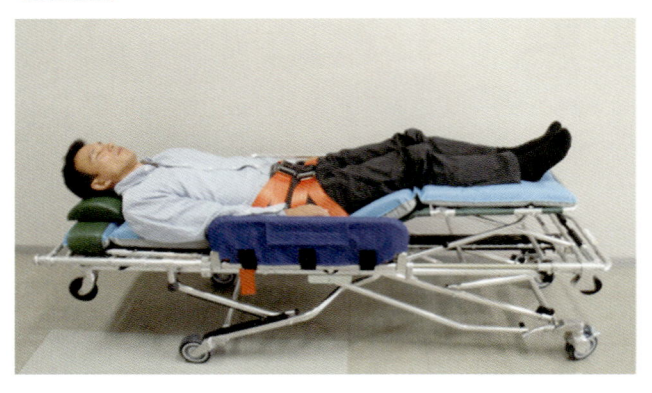

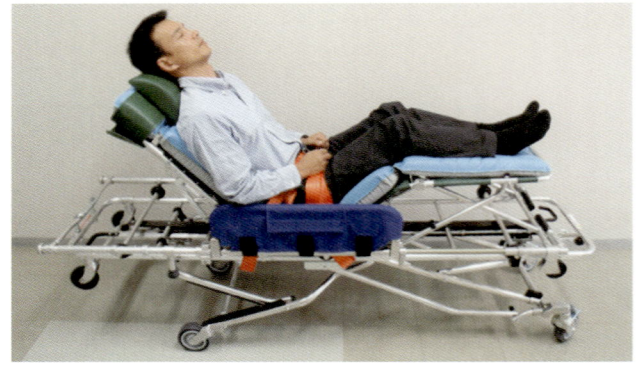

・左側臥位

|適　応|：妊婦や薬物誤飲・中毒の傷病者
|効　果|：妊婦では仰臥位低血圧症候群（妊娠子宮の下大静脈の圧迫による静脈還流量の低下）を防止する。
薬物誤飲・中毒では、薬物の胃から小腸への流入を防止する。

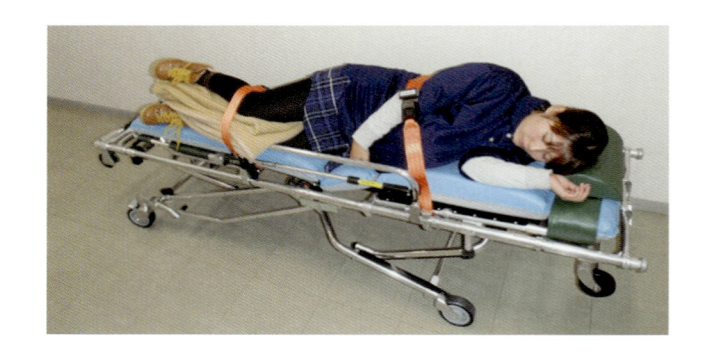

・毛布を使用した体位管理

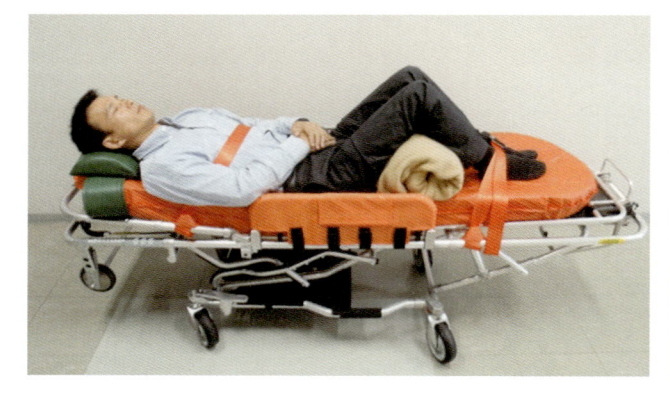

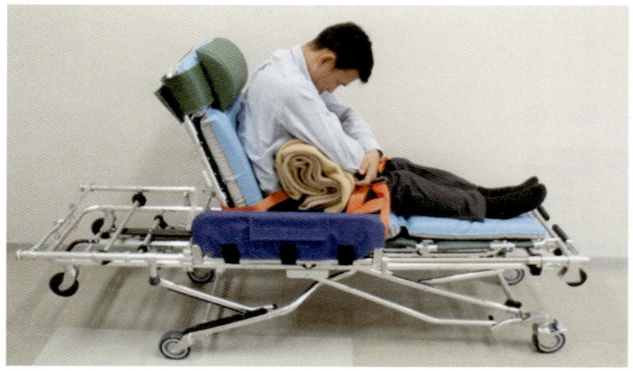

ストレッチャーで体位設定ができない場合は毛布等を使用し適切な体位をとる

> *Point !*
> ① 傷病者の病態に適した体位で搬送する。
> ② 適切な体位が取れない場合は毛布などを使用する。
> ③ 傷病者状態を総合的に判断し適切な体位をとる。

事故車両からの救出方法

　外傷があり、頸椎損傷の疑いがある場合は、脊椎軸を一定に保ち救出しなければならない。高エネルギー事故の場合やフロントガラスに頭部を打ちつけた際にできるクモ状のひび割れが確認できた場合、後頸部痛や手足のしびれ、四肢に麻痺が認められた場合には脊椎を保護した救出法を選択する。

（1）緊急救出法

　緊急救出とは、傷病者や現場の状況からいち早く事故車両から傷病者を救出する方法である。この方法は原則として以下の状況で行うが、二次災害の危険が高い場合は安全確保を優先する。

○傷病者状況
　①心肺停止の場合
　②人工呼吸または補助呼吸が必要な場合
　③気道確保が必要な場合
　④大出血に対して止血ができない場合

○現場状況
　①火災または火災の危険性がある場合
　②水没の危険性がある場合
　③建物等の崩壊の危険性がある場合

■ 緊急救出1人法

　救出側にストレッチャーとバックボードを配置する。傷病者の顎を救助者の肩にのせ、傷病者の後頸部に救助者の手を当て頸部を固定する。もう片方の手で腰部のベルト（ベルトがない場合は衣類）をしっかりと握り体幹に引き寄せ傷病者に密着し脊椎軸を安定させる。傷病者の殿部下にバックボードを差し込み、傷病者に密着したままの状態で脊椎軸を一定に保ちバックボード上に載せる。

フロントガラスできたクモ状のひび割れ

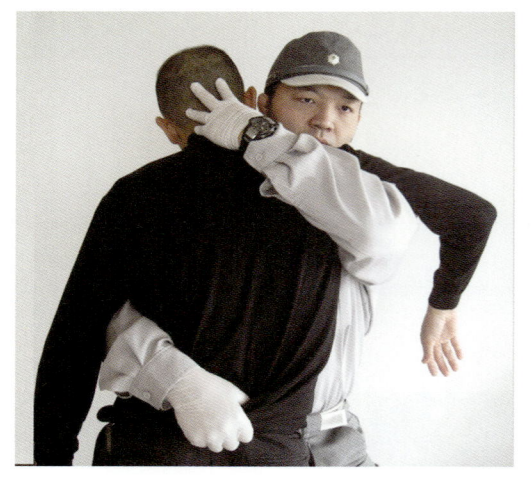

傷病者の顎を肩にのせ後頸部に手を当て傷病者に密着し、頸部を固定する

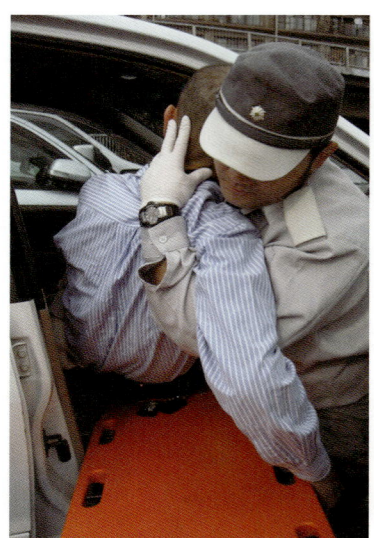

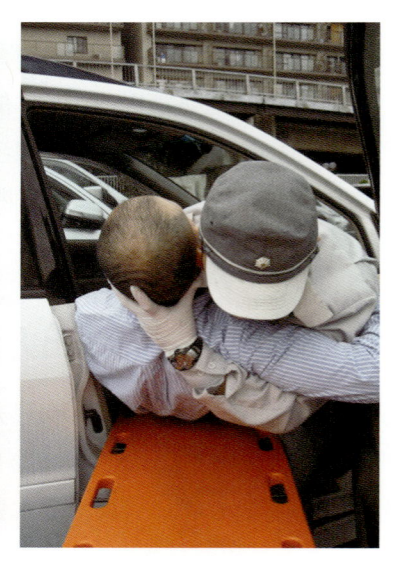

傷病者の殿部下にバックボードを差し込み、身体を傷病者に密着させたままロングバックボード上に降ろす

■ 緊急救出毛布法

　救出側にストレッチャーとバックボードを配置する。頭部を保持した状態で、毛布を後頸部から両脇を通し締め付ける。毛布が張った状態で頸椎軸を安定させ、救出方向に傷病者を救出方向に回転させ、体幹、下肢を保持しバックボード上に載せる。毛布の締め付けにより頸部が固定されるため、頸椎カラーの装着を省略してもよい。

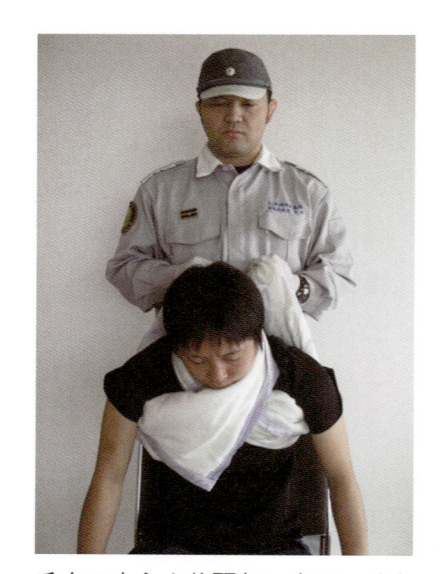

毛布の中心を後頸部に当て、毛布の交差部と腋下をしっかり締め付ける

毛布の締め付け

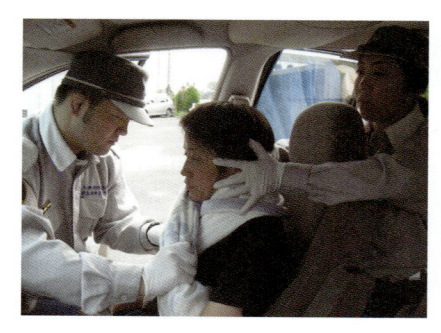

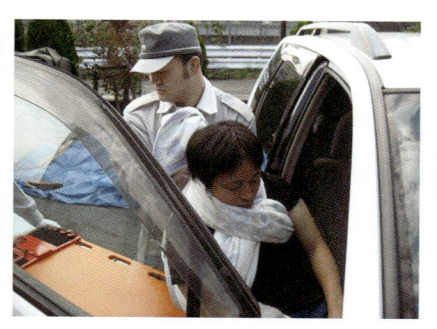

頭部保持したまま、毛布を後頸部から両腋下を通し締め付ける

毛布が張った状態で頸椎軸を安定させ、救出方向に傷病者を救出方向に回転させる

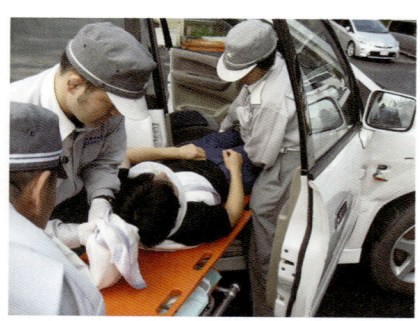

体幹、下肢を保持しバックボード上に載せる

緊急救出3人法

救出側にストレッチャーとバックボードを配置する。頭部と体幹をそれぞれ保持し、頭部保持者の合図で、頸椎軸を一定にし、救出方向へ傷病者を回転させバックボード上に救出する。

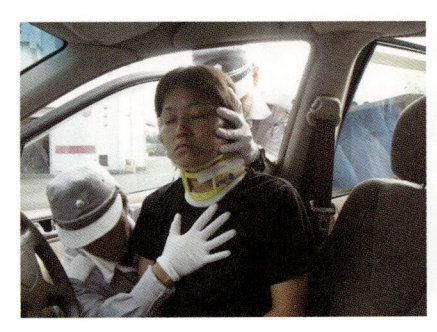

救出側にストレッチャーとバックボードを配置し、頭部と体幹をそれぞれ保持する

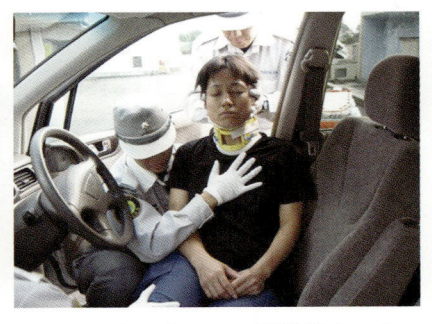

頭部保持者の合図で、頸椎軸を一定にし、傷病者を救出方向へ回転させる

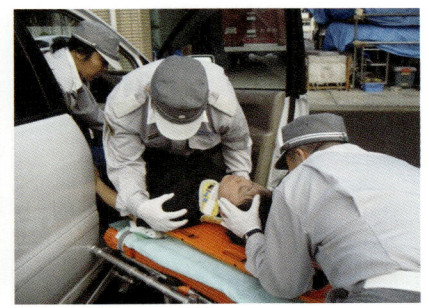

頭部保持者の合図で、頸椎軸を一定にし、バックボード上に載せる

注意！
救出時にメインストレッチャーが動き、傷病者を落下させる危険があるため、ストッパーを掛けストレッチャーを固定しておく。

Point！
① 事故と傷病者の状況に応じた適切な救出方法を選択する。
② 頭部保持者の合図で行う。
③ 脊椎軸を一定に保つ。
④ メインストレッチャーを固定する。

（2）ショートバックボードによる救出

事故車両からの救出で脊椎損傷が強く疑われる場合に使用する。

頭頸部をニュートラル位に保持し、頸椎カラーを装着する。脊椎軸を一定にして上体を起こし、傷病者の背部にショートバックボードを挿入する。頭頸部と体幹をベルトで固定し救出する。

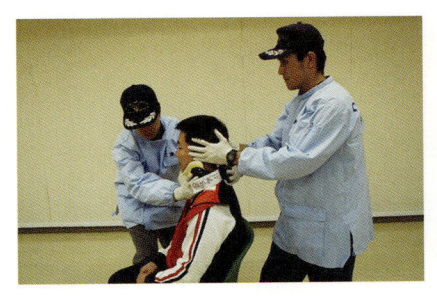

頭頸部をニュートラル位に保持し、頸椎カラーを装着する

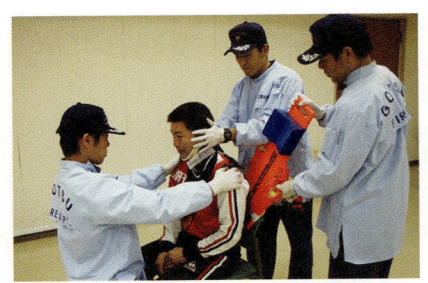

脊椎軸を一定にして上体を起こし、背部にショートバックボードを挿入する

頭頸部と体幹をベルトで固定し救出する

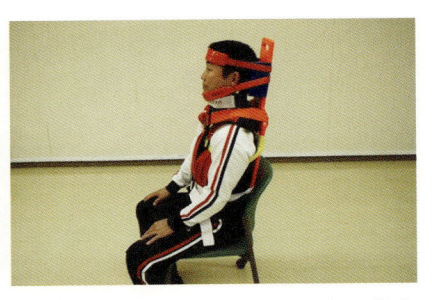

47

（3）KEDによる救出

KED（ケッド：Kendric Extrication Device）は、フォーミュラカーの座席上方へ救出するために考案された救出固定具である。

ナイロン織製で頭部、頸部、腰椎を固定でき、小児では全脊柱固定が、また装着向きを変えることにより骨盤や下肢の固定も可能である。車両の破損状況によって、足側や後部ドア、リヤガラスを破壊して後方から、屋根を破壊し上部からの救出が行える。

最大荷重は227kgである。

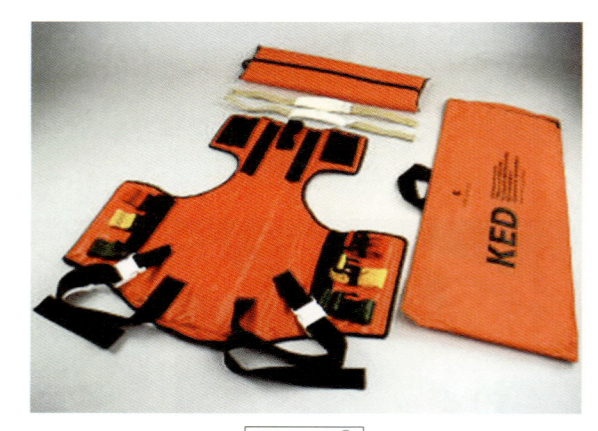

KED®

使用方法

頭頸部と体幹を保持し、座席と背部にすき間をつくり、その間にKEDを差し入れる。胸ベルトを中・下・上の順で装着し頭部を固定する。傷病者の殿部と座席の間にバックボードを差し入れ、頭頸部と体幹の軸を一定にてロングバックボード上に載せ、救出する。ベルト装着は中・下・上の順で呼吸抑制に気を付けて締めつける。KEDだけを引っ張ることなく傷病者と一体化させ救出する。

男性の足ベルトは男性性器に当たらないように、女性の胸ベルトは乳房にかからないようにし、妊婦傷病者には腹部に毛布等を当て装着する。

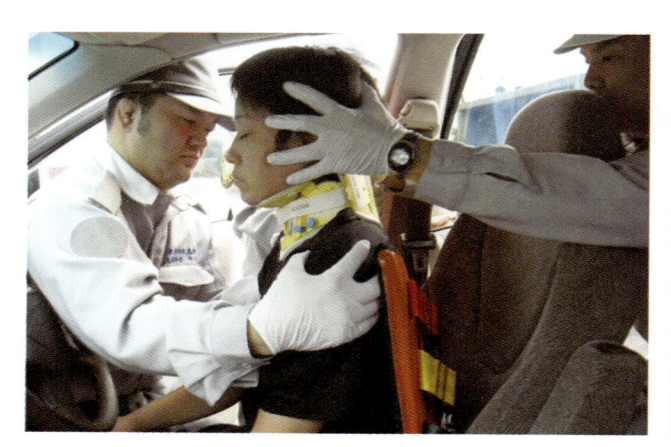

頭頸部と体幹を保持し、脊椎軸を一定に保ち傷病者の背部と座席のすき間にKEDを差し入れる

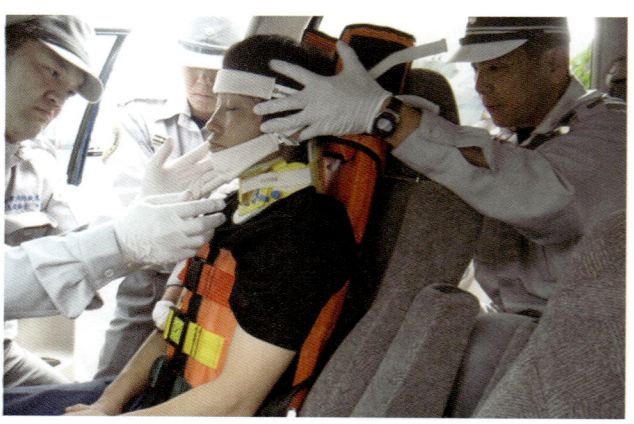

胸ベルトを装着し（中・下・上の順）、頭部を固定する

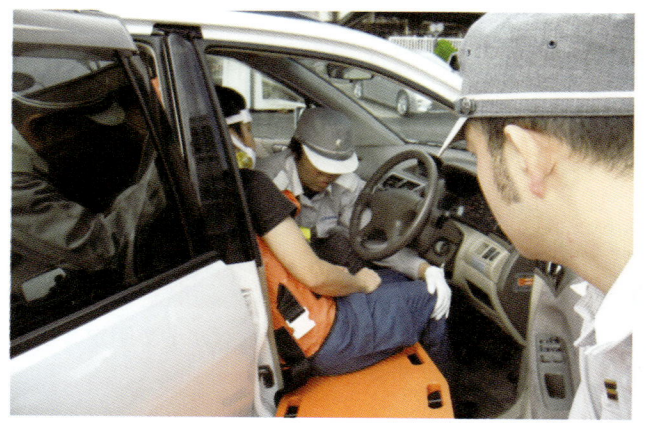

傷病者の殿部と座席の間にバックボードを差し入れる

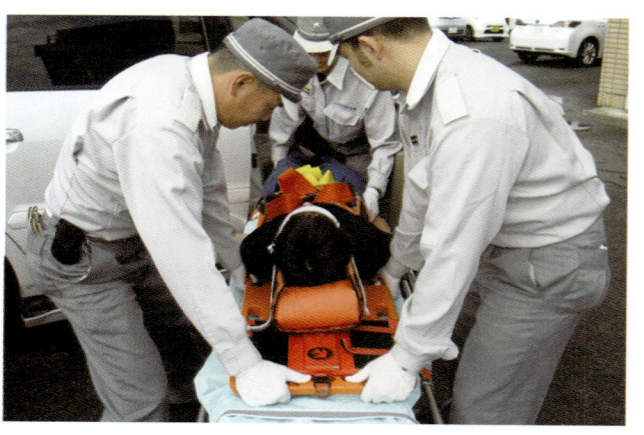

KEDだけを引っ張ることなく傷病者を救出する

> Point！
> ①ベルトは中・下・上の順で装着する。
> ②対象傷病者のベルト締め付けに注意する。
> ③ＫＥＤだけを引っ張ることなく救出する。
> ④車両の破損状況によって救出方法を考慮する。

KEDは車両からの救出のほかに、骨盤・下肢の固定や小児の全脊柱固定にも使用できる。

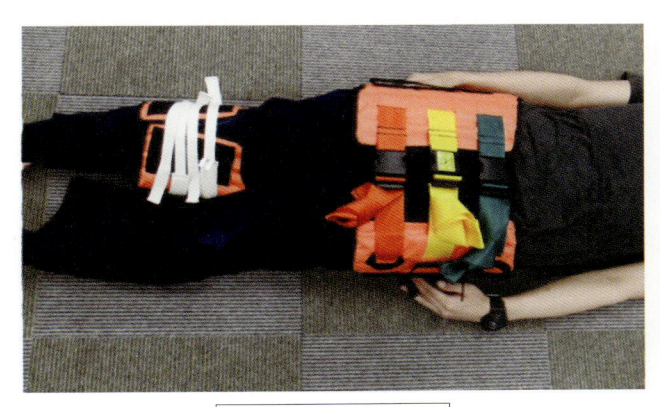

骨盤・下肢の固定

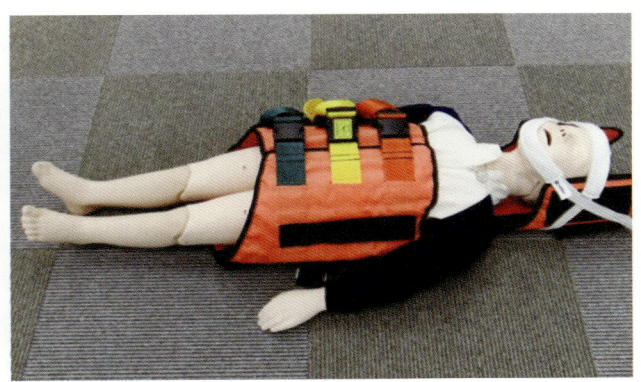

小児の全脊柱固定

メインストレッチャーまでの搬送

　メインストレッチャーが傷病者の近くに配置できない場合は、徒手、資器材によってメインストレッチャーまで搬送する必要がある。メインストレッチャーまでの距離に関わらず、傷病者の状態や搬送経路を考慮し、適切かつ安全な方法を選択し搬送する。

　救急隊長は、傷病者の体重と搬送資器材の重量と救急隊員の体格や体力を考慮し隊員を配置させ、安全に搬送するために最適な搬送経路を救急隊員に指示する。

　救急隊員は指示された配置や搬送方法、搬送経路を把握する。

　原則、傷病者の足側から搬送する。階段や傾斜地を昇る場合は頭側が低くなるので、水平を保つため頭側を高くし搬送する。頭側を高くすることが困難な場合は頭側から搬送してもよい。

　また、搬送距離が長い、搬送障害がある場合などは全員が進行方向を向いて搬送する。

　救急資器材を携行し傷病者を搬送するとき、搬送に支障をきたす場合は、傷病者を搬送する前か後に資器材だけを救急車内まで搬入する。

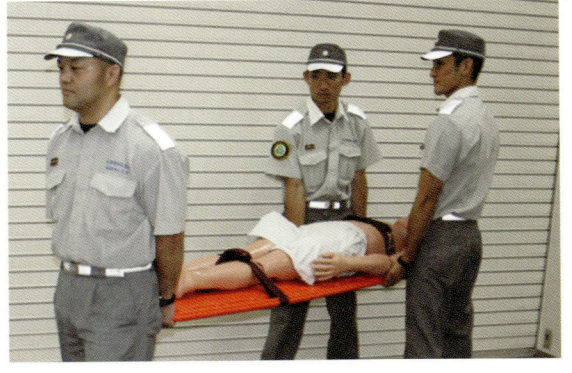

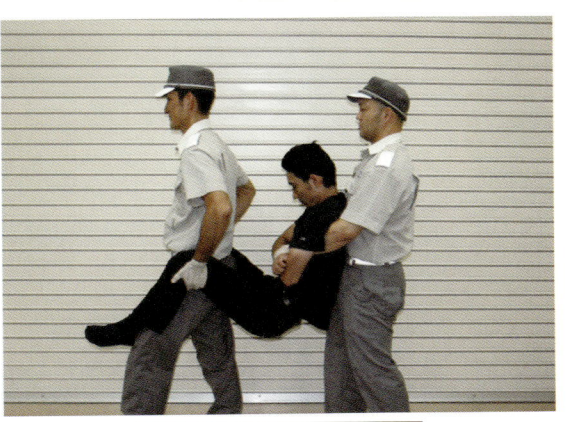

隊員の配置と搬送方向

傷病者の状態や搬送経路によっては現場にあるもの（家や仕事場の椅子など）を使用した搬送も考慮する。

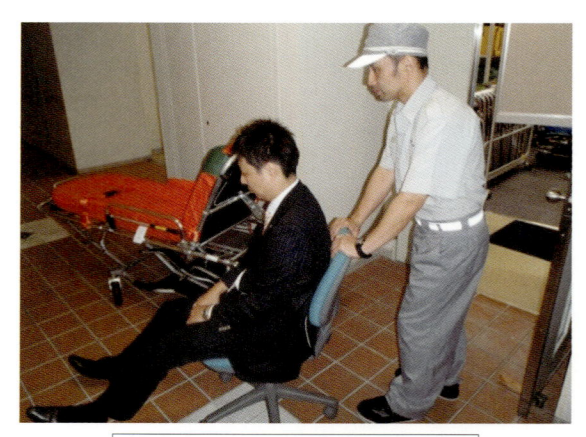

仕事場の椅子を使用した搬送

Point !
① 傷病者の状態や搬送経路を考慮し、適切かつ安全な方法を選択する。
② 隊員は傷病者体重と搬送資器材重量、救急隊員の体格や体力を考慮し配置する。
③ 原則足側から搬送するが、頭部が低くなる場合などは頭側から搬送する。
④ 携行した救急資器材が傷病者搬送に支障をきたす場合は、傷病者搬送の前後に救急車内まで搬入する。

メインストレッチャーへの移乗

用手や搬送器具を使用して傷病者の病態にもっとも適した体位で、また救急隊員の身体的負担が少ない方法を選択しメインストレッチャーへ移乗する。

メインストレッチャーは傷病者を移乗させるまでに、体位や進行方向に合わせ準備しておく。

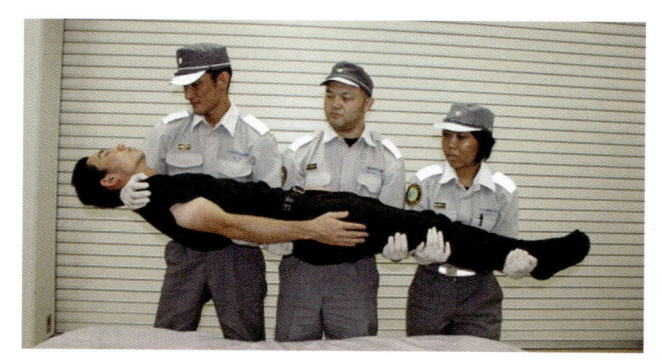

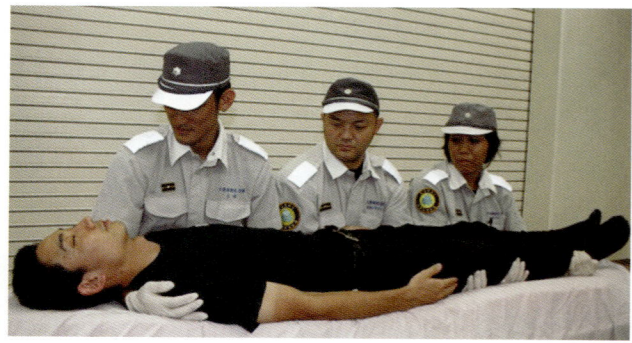

用手による移乗

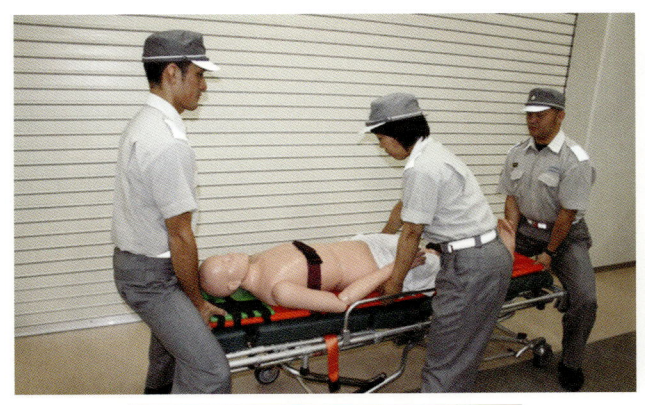

ロングバックボードによる移乗 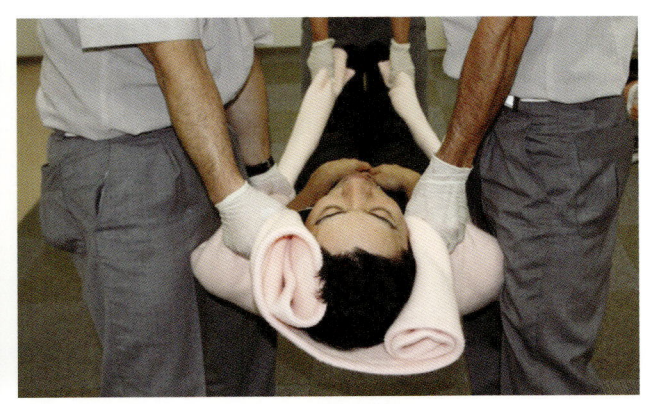　　　　　　　　　毛布による移乗

> *Point！*
> ① 傷病者の状態や搬送経路を考慮し適切なかつ安全な方法で搬送する。
> ② 原則、傷病者の足側から搬送する。
> ③ メインストレッチャーは傷病者を移乗させるまでに、体位や進行方向に合わせ準備しておく。

ベッド上の傷病者の体位変換と移乗

　急速な高齢化に伴い、在宅治療や介護の必要な高齢者が増加している。在宅治療や介護ではベッド上で救急要請することも少なくない。在宅治療・介護が必要な傷病者は麻痺や筋硬縮など身体的特徴があるため、傷病者の状態に合わせた体位変換の方向や移乗を行うことが必要である。

（1）体位変換

・側臥位

　布担架の挿入時などに行う。

　傷病者の両手を組み両膝を立て、両膝と肩を軽く押さえて膝から先に倒し、その後肩を手前に倒す。

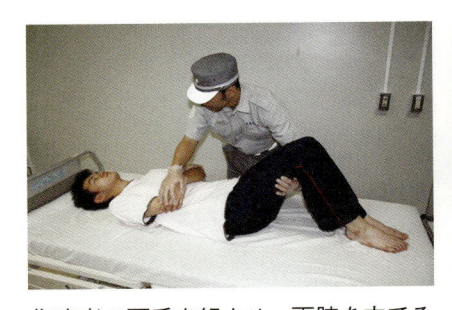

傷病者の両手を組ませ、両膝を立てる 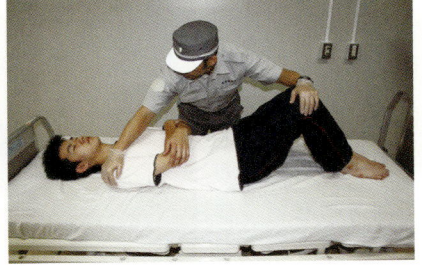　　傷病者の両膝と肩を押さえ膝から先に倒す 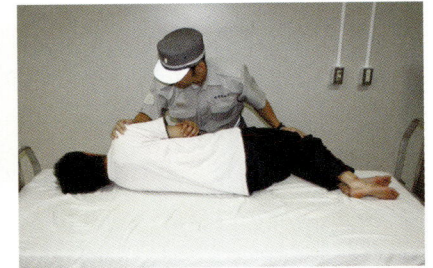　　膝を倒した後に肩を手前に倒す

> *Point！*
> ① 両手を組ませ、両膝を立てる。
> ② 膝から先に倒す。

・坐　位

　車椅子や坐位状態のサブストレッチャーへ移乗する際に行う。

　傷病者の肩と膝を保持し下肢をベッド上から降ろす。傷病者の肩から後頸部に手を差し入れ、腰部を支点に傷病者を起こす。

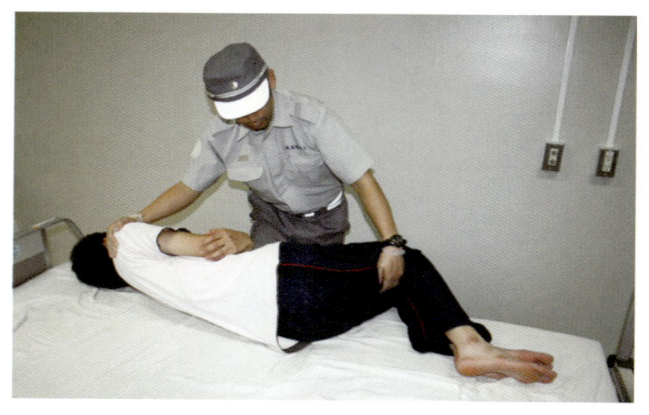

肩と膝を保持し側臥位にし、下肢をベッドから降ろす

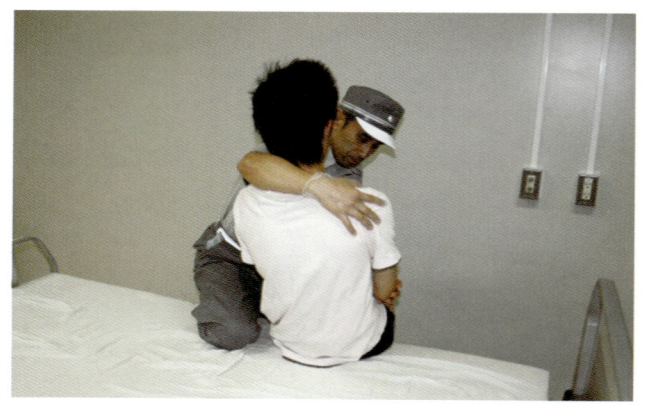

傷病者の後頸部から肩、腰部を保持し、腰部を支点に傷病者を起こす

Point!
① 側臥位にし、下肢をベッドから降ろす。
② 腰部を支点に起こす。

（2）メインストレッチャーへの移乗

　用手では傷病者の頭側と両側に隊員を配置し、頭側の隊員は前腕に頭頸部を載せ保持し、両側の隊員は傷病者の背面に手を差し入れメインストレッチャーへ移乗させる。

　布担架では前述した方法をベッド上で行い移乗させる。

　ベッドシーツを利用した移乗は、ベッドシーツの両端を傷病者のなるべく近い位置で把持しやすい大きさに丸める。頭側の隊員は後頸部分のシーツを把持し、メインストレッチャー側の隊員と反対側の隊員はベッドシーツを引っ張りながら、少しずつ移動させメインストレッチャーに移乗させる。

　いずれの方法においても、あらかじめメインストレッチャーの高さをベッドと同じにしてストッパーで固定し、サイドアームを降ろしておく。

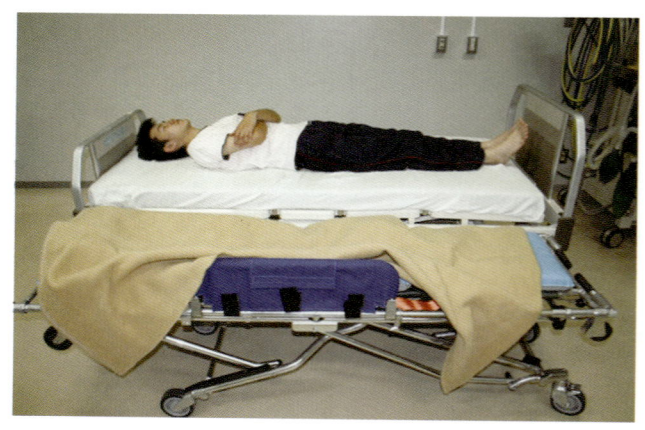

メインストレッチャーをベッドと同じ高さにし、ストッパーで固定する

シーツを利用した移乗

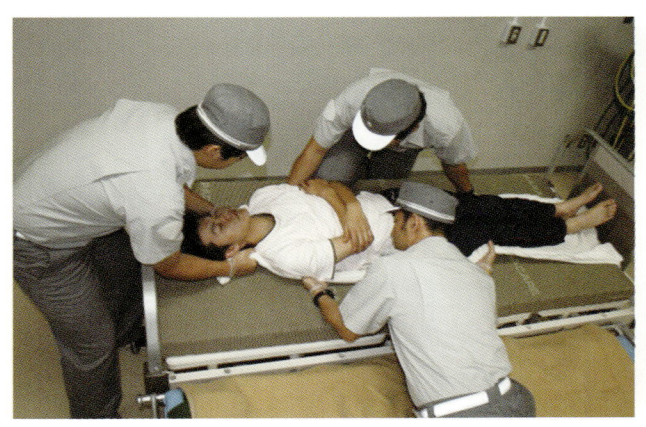

シーツの両端を把持しやすい大きさに丸める 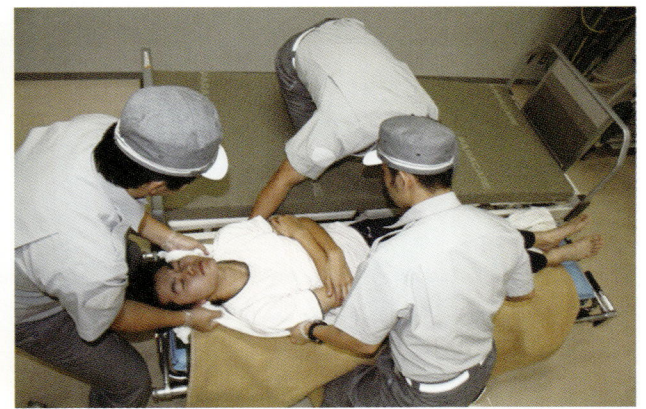　　　　　シーツを引っ張りながら、ストレッチャーへ移乗させる

Point！
① ストレッチャーをベッドの高さに合わせ、ストッパーで固定する。 ② シーツの両端を把持しやすいように丸める。 ③ シーツを引っ張りながら移乗させる。

（3）サブストレッチャーへの移乗

　サブストレッチャー（車椅子）を移乗しやすい位置に配置し、他の隊員は動かないように保持する。傷病者に救急隊員の腰に手を回してもらい、救急隊員は傷病者に密着する。腰を深く落とし傷病者の身体を引き寄せ傷病者を立たせ、傷病者と一緒に身体を回転させ椅子に座らせる。

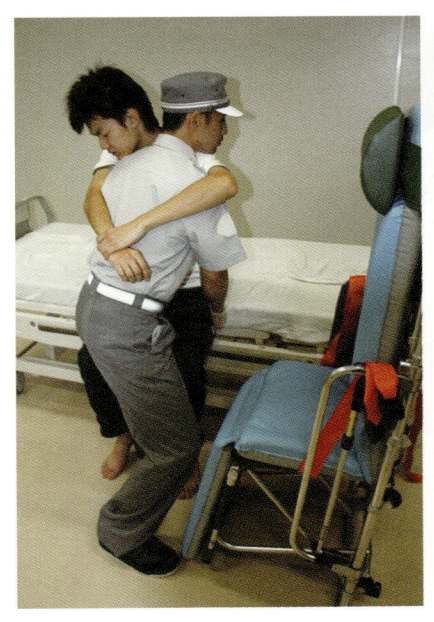

傷病者の手を救急隊員の腰に回し、腰を落とし傷病者に密着する 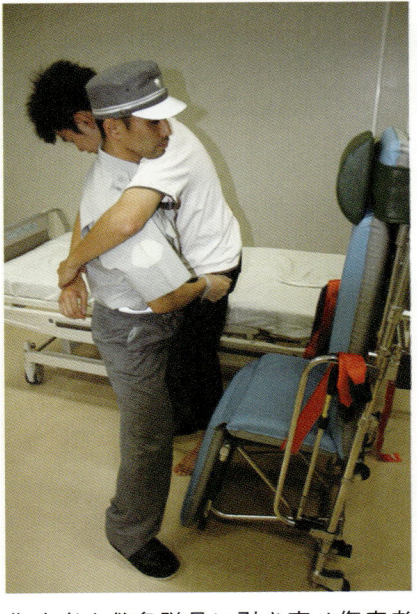　　　傷病者を救急隊員に引き寄せ傷病者を立たせる 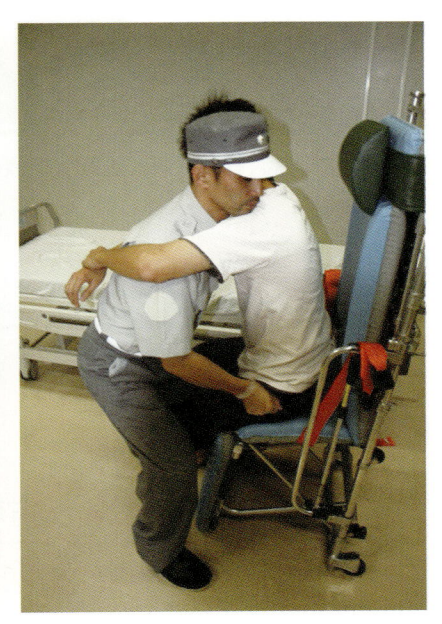　　　救急隊員と一緒に傷病者の身体を回転させ車椅子に座らせる

> **Point!**
> ① 傷病者に密着する。
> ② 腰を低く落とす。
> ③ 傷病者と一緒に回転させる。

メインストレッチャーによる曳航

　傷病者をメインストレッチャーに移乗した後は、毛布で保温し観察・処置を継続する。原則、搬送は傷病者の足側から行うが、坂道を昇るときや傷病者の状態によっては頭側から搬送してもよい。

　メインストレッチャー曳航中は、路面の凹凸や傾斜、段差等など、また傷病者の体位変換など様々な要因によって転倒する危険がある。メインストレッチャーの重心が高ければ高いほど、転倒の危険性は高くなるので、曳航は傷病者管理が可能な高さで、できるだけ低くする。また、未舗装路面や段差など曳航に不安定な場所ではメインストレッチャーを持ち上げ車輪を浮かして搬送する。

　ストレッチャーの保持は救急隊員3人で行い、搬送経路上の段差や障害物を発見したら声を掛け合い、全員が認識する。

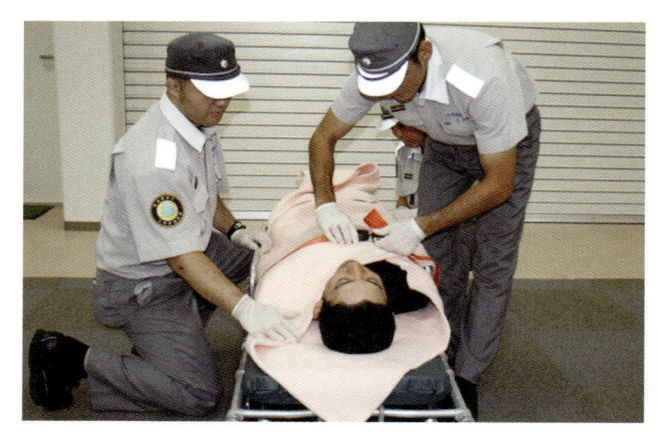

傷病者の保温と観察・処置の継続

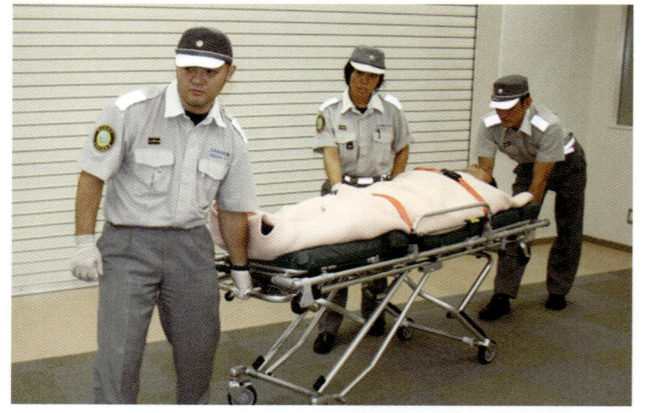

メインストレッチャーの高さはできるだけ低くして、傷病者の足側から搬送する

> **Point!**
> ① 救急隊員3人で保持する。
> ② きるだけ低く曳航する。
> ③ 搬送障害は全員が認識する。
> ④ 不安定路面では車輪を浮かせ搬送する。

救急車への搬入

　救急車は道路の傾斜や段差などの搬入時に障害をきたす場所は避け、メインストレッチャーを搬入しやすい場所に停車させる。

　傷病者を救急車近くまで曳航したら、救急車の後方の安全を確認し後部ドアを開け、救急車に対し頭側に方向変換する。メインストレッチャーの両側と足側に隊員を配置し、メインストレッチャー前方の車輪を防振架台に乗せる。両側の隊員がメインストレッチャーを保持し搬入体勢が整った後、脚側の隊員がメインストレッチャー脚収納のレバーを引き、脚を収納し搬入する。収容後に防振架台の固定金具でメインストレッチャーを固定する。

　救急資器材は搬入時の落下や破損等を防止するため、傷病者を搬入するまでに救急車内へ収容するか、傷病者搬入後に救急車に収容する。

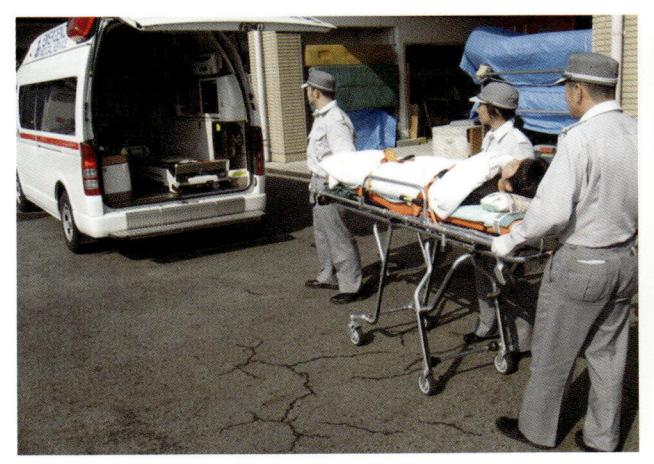

安全を確認し後部ドアを開ける

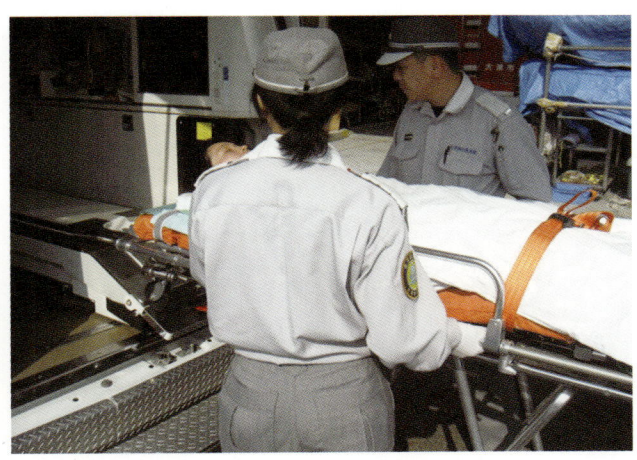

両側に隊員が配置し、メインストレッチャー前輪を防振架台に乗せる

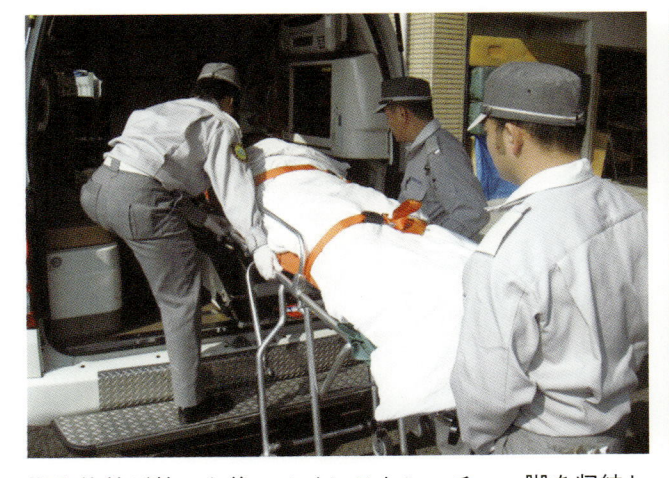

搬入体勢が整った後、メインストレッチャー脚を収納し搬入する

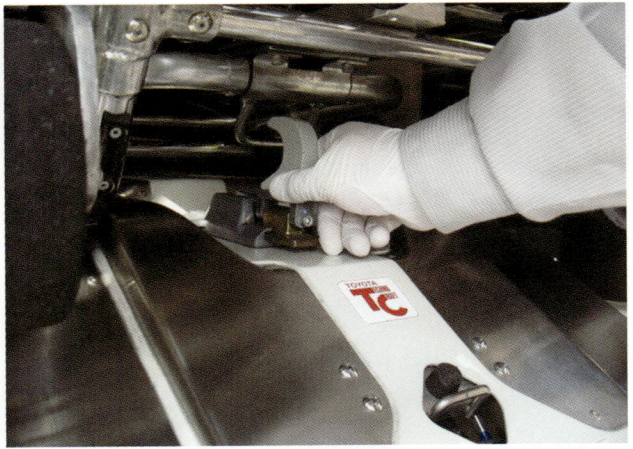

メインストレッチャーを固定金具で確実に固定する

> **注意！**
> メインストレッチャーの機種によって搬入時の操作が異なるので操作手順を確認すること。

> *Point !*
> ① 搬入しやすい場所に救急車を停車させる。
> ② 救急車への搬入は3人で行う。

救急車からの搬出

　救急車の後方の安全を確認し後部ドアを開ける。隊員はメインストレッチャーの両側と足側に配置し、防振架台の固定金具を開放する。両側の隊員がメインストレッチャーの保持、搬出できる体勢となったことを確認し、脚側の隊員がメインストレッチャー脚収納のレバーを引きメインストレッチャー前方の車輪を防振架台の最後部まで引き出す。その後メインストレッチャー脚が完全に伸長したことを確認し搬出する。メインストレッチャー脚が伸長しにくい場合は両側の隊員が足で確実に伸長させる。

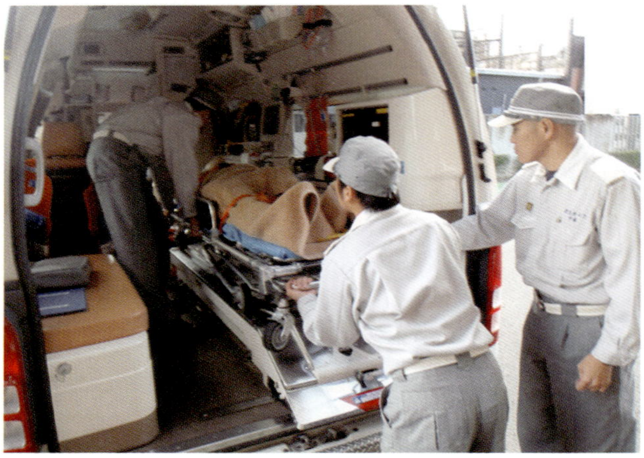

後部ドアを開け固定金具を開放する

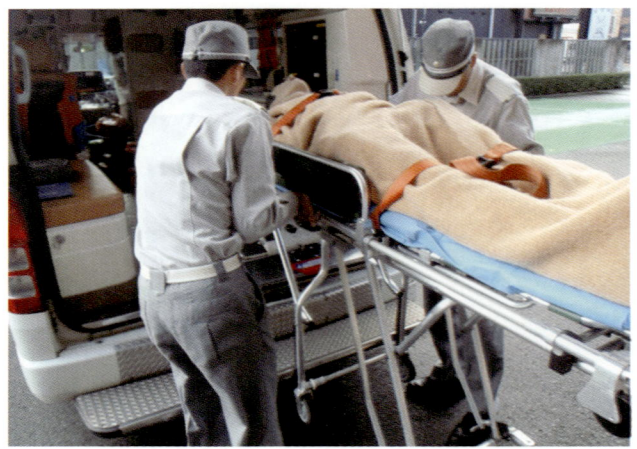

両側に隊員が配置後、メインストレッチャー脚収納のレバーを引き、前方の車輪を防振架台の最後部まで引き出す

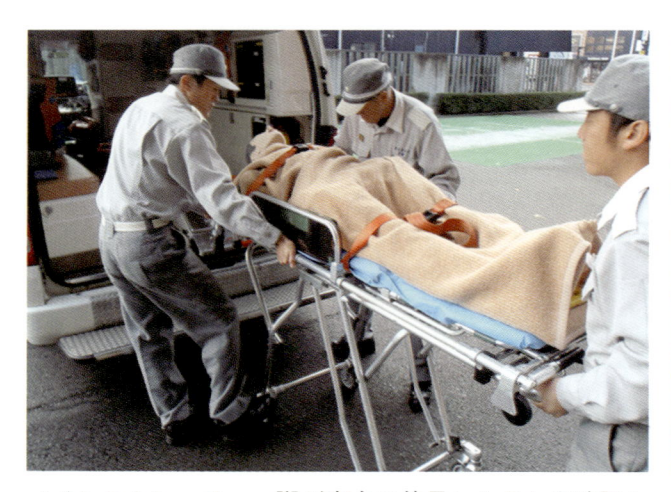

メインストレッチャー脚が完全に伸長したことを確認し搬出する

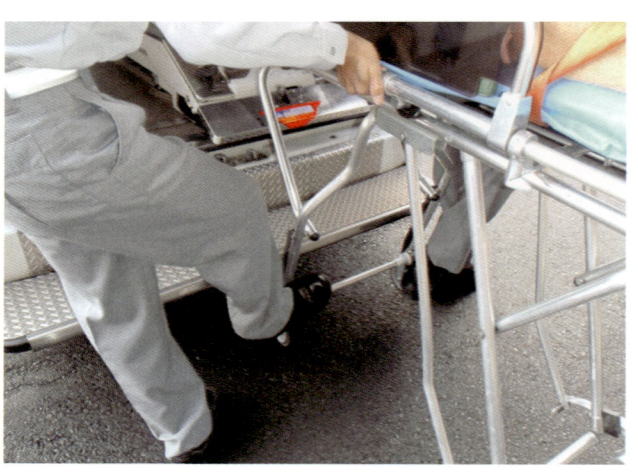

メインストレッチャー脚の伸長の確認

> *Point!*
> ① 両側に隊員が配置後メインストレッチャーを引き出す。
> ② 搬出体勢が整った後にメインストレッチャーの脚を伸長させる。
> ③ メインストレッチャーの脚が完全に伸長したことを確認し搬出する。

応援要請

　搬送経路や搬送状況は様々であり、搬送状況に応じて臨機応変に対応する必要がある。救急隊長は活動内容や傷病者の病態、さらに隊員の体格や体力に応じて適切な搬送方法を選択する必要がある。

　しかし、すべての救急事案が救急隊員3人で対応できるとは限らない。安全かつ確実に搬送するために、状況に応じて消防隊や救助隊の応援を要請する。

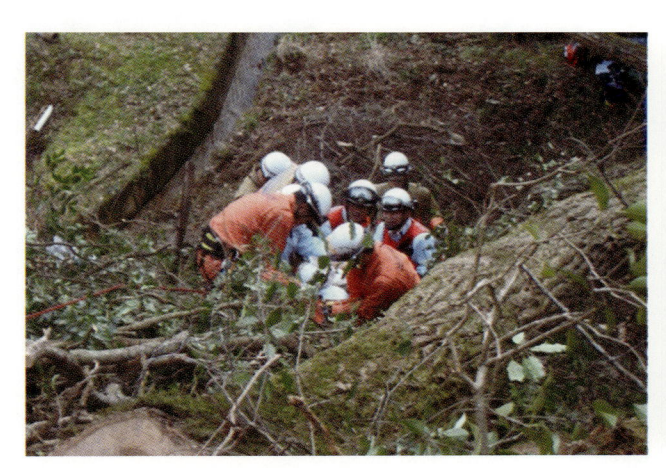

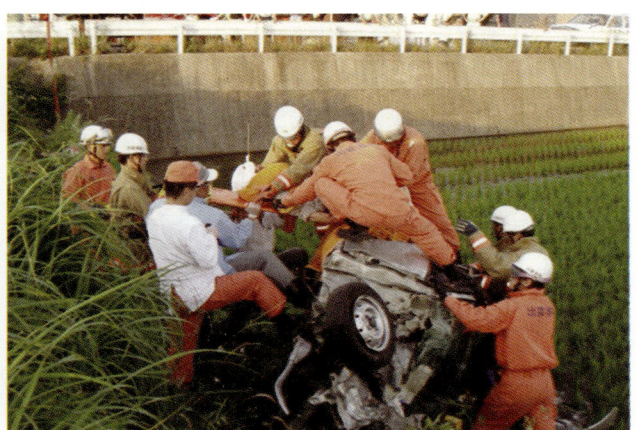

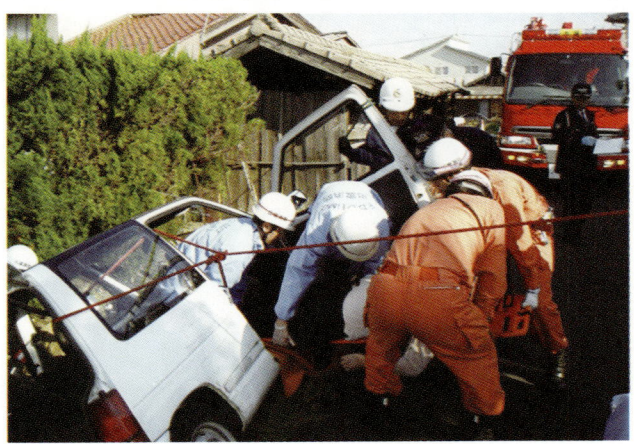

消防隊・救助隊の応援による救出搬送

> *Point!*
> 状況に応じて消防隊・救助隊を要請する。

Ⅸ 活動の検証と訓練

　傷病者搬送では搬送に関わる救急隊員や救助隊員、消防隊員全員が互いに協力し、適切な方法で傷病者を医療機関まで安全・迅速に搬送しなければならない。

　救急活動終了後は、傷病者の病態や搬送を含めた救急活動について検証し、基本訓練や応用訓練を行い搬送技術の向上に努める。

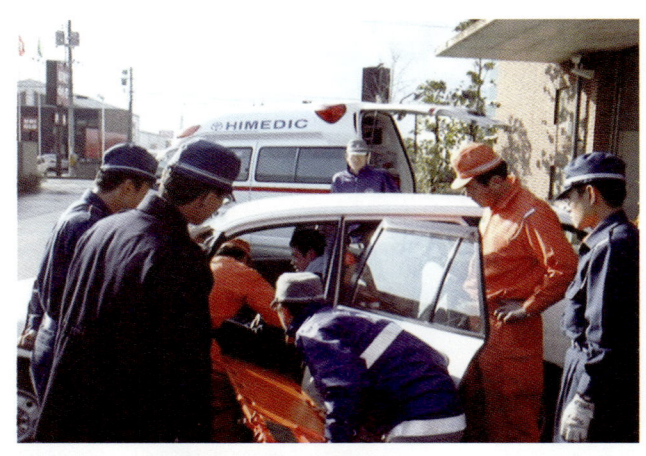

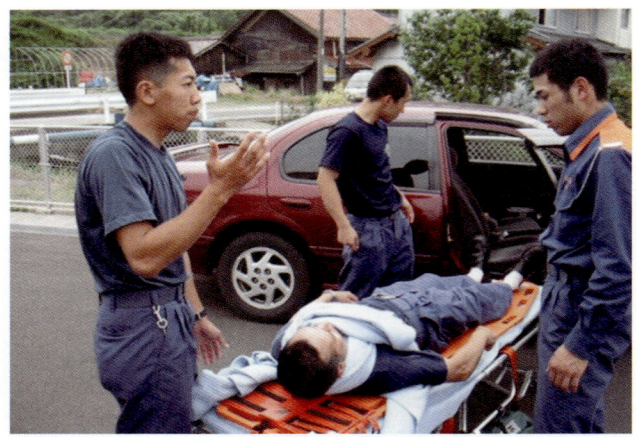

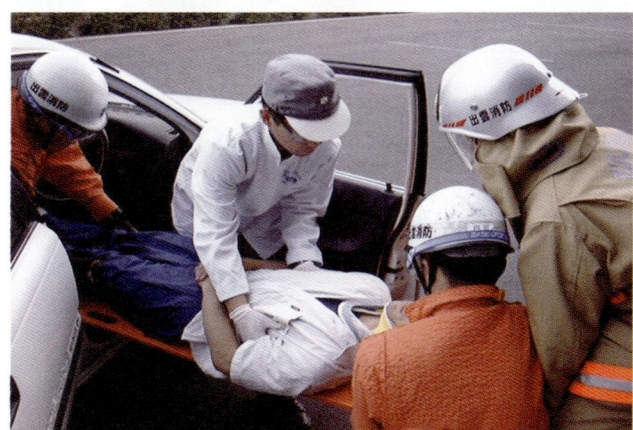

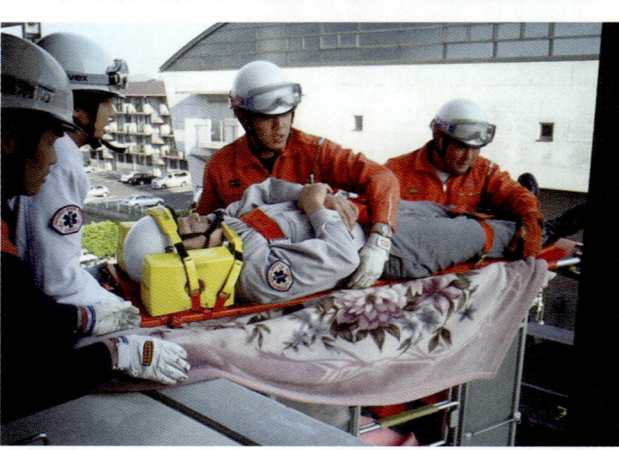

救急隊・消防隊・救助隊との救出訓練

付 録

ボディメカニクス体験

次に示す動作にはボディメカニクスの基本が含まれている。この動作を行ってボディメカニクスの効果を体験してみる。

① 基底面積を広くとる

基底面積を広くとったときと狭くとったときで押し合いをしてみる。

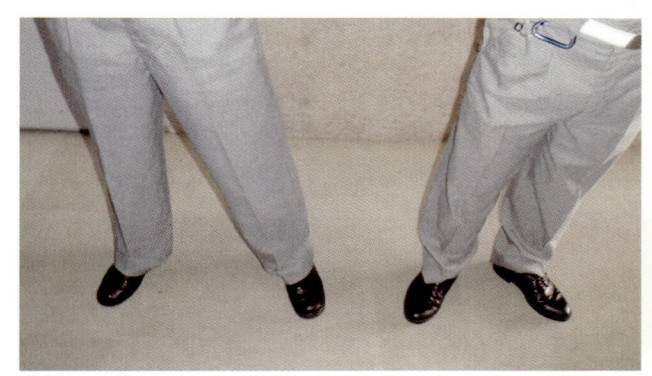

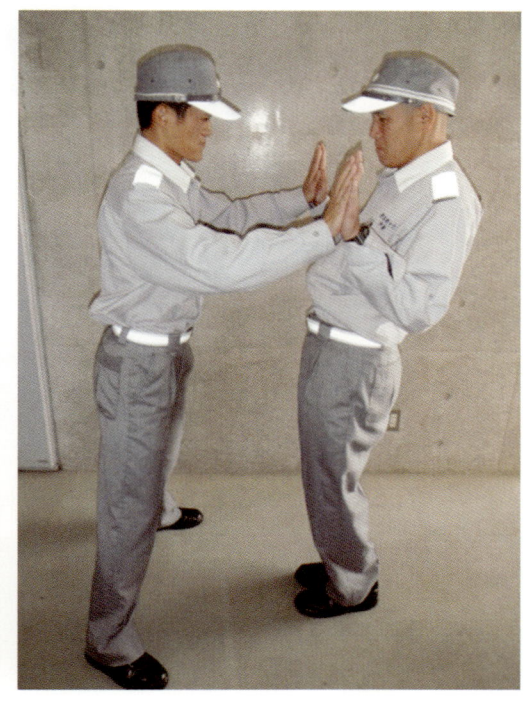

② 重心を低くする

床にあるボールペンを膝を伸ばした時と曲げたときで拾ってみる。

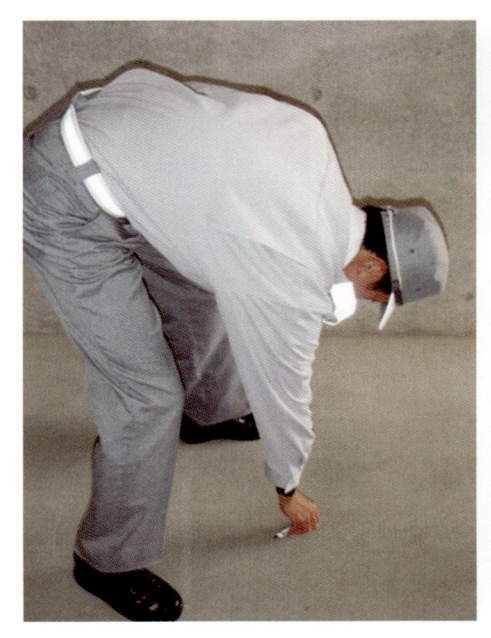

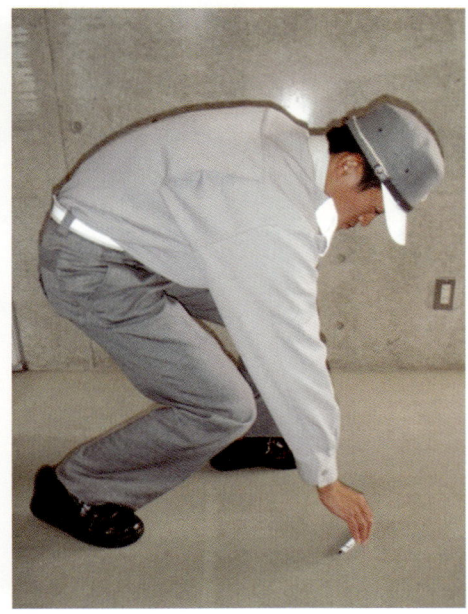

③　身体を密着させる

　椅子座った隊員に離れたときと密着したときで持ち上げてみる。

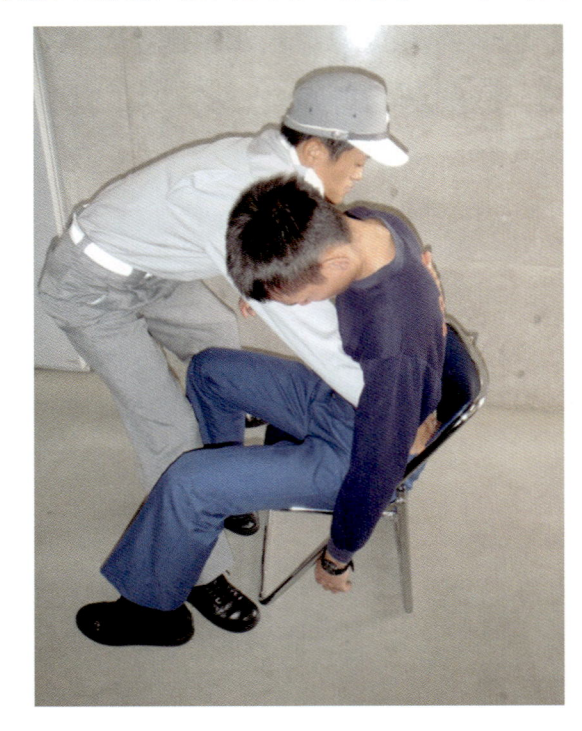

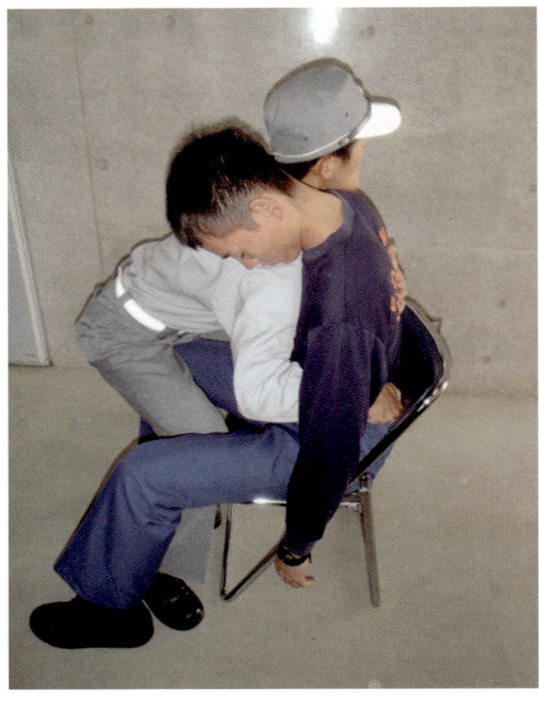

④　てこの原理を使う

　肘を床につけないときとつけたときで隊員を持ち上げてみる。

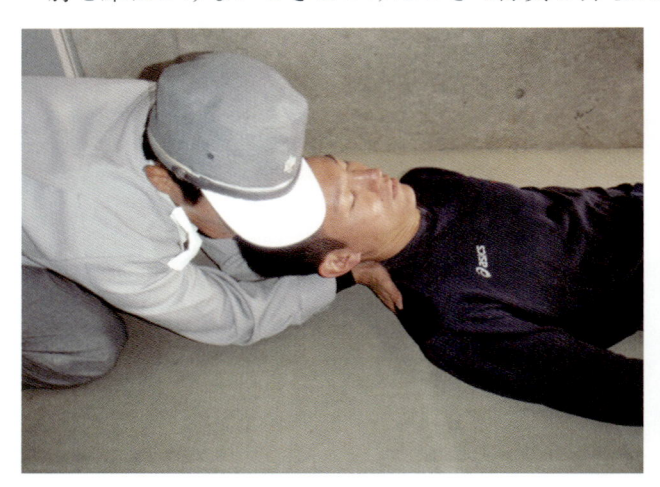

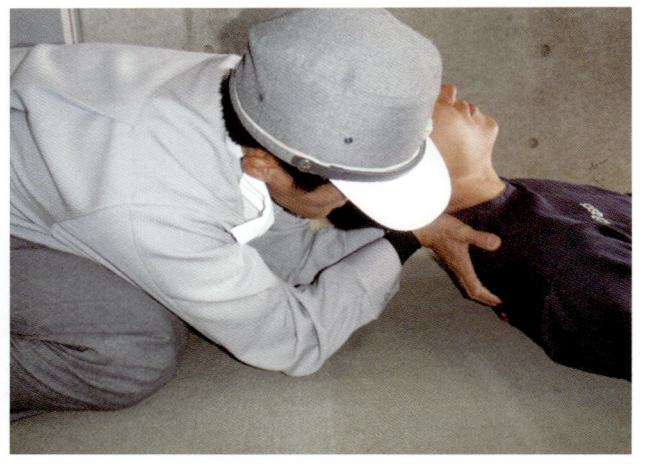

　この動作を体験し、ボディメカニクスを理解して傷病者搬送に役立てる。

チェックシート

このチェックシートを使って正しい傷病者の搬送と移乗の技術を習得する。

チェック項目	チェック
腰痛発生の要因が言える	
動作要因、環境要因、個人的要因	
脊椎の生理的湾曲の理由が言える	
安定性と力学的な負荷を分散するため	
人体の上半身の体重分布が言える	
約80％	
ボディメカニクスの基本が言える	
①基底面積を広くとる　②重心を低くする　③身体を密着させる 　④傷病者を小さくまとめる　⑤大きな筋肉群を使う　⑥てこの原理を使う	
パワーリフティング（Power Lifting）	
・基底面積を広くとり、背すじを伸ばした	
・傷病者に近づき、腕を伸ばし資器材を把持した	
・膝を深く曲げ、大きな筋肉群を使い持ち上げた	
パワーグリップ（Power Grip）	
・逆手で握った	
・手と手の間隔を肩幅より広くとった	
支持搬送	
・傷病者の手を隊員の首にまわした	
・傷病者の腰部を把持した	
組手搬送	
・傷病者の手を隊員の肩にまわした	
・傷病者の膝下で手首を把持し手を組んだ	
両手搬送	
・傷病者の手を肩にまわした	
・傷病者の背部と膝下で手を組んだ（ヒューマンチェーン）	
背負い搬送	
・傷病者の手首を把持した（ヒューマンチェーン）	
・傷病者を背負い上げた	

チェック項目	チェック
前腕保持搬送	
・腋下から傷病者の前腕（片手・両手）を把持した	
・傷病者の膝下部を保持し搬送した	
緊急搬送一人法	
・傷病者の奥襟を把持し、前腕部で頭部を挟んだ	
・腋下から傷病者の前腕（片手・両手）を把持した	
・安全を確認し搬送した	
緊急搬送二人法	
・傷病者の両側から上腕とベルトを把持した	
・安全を確認し頭側へ引きずり搬送した	
緊急搬送毛布法	
・傷病者を毛布（シーツ）に包み頭部の部分を丸め把持した	
・安全を確認し両肩を浮かせ気味にし搬送した	
体位変換	
・傷病者の片手を伸ばし、上腕部と後頸部を保持した	
・傷病者の片手を伸ばし、一人は上腕部と後頸部を、一人は頭部を保持した	
・頸部を保持したまま仰臥位にした	
サブストレッチャー	
・椅子型にして固定ロックを掛けた	
・頭側の隊員は後部の握り手を両側の隊員は両側の持ち手を把持した	
・進行方向の安全を確認し隊員が協調し搬送した	
イーバックチェア	
・ベルトで傷病者を固定した	
・ゴムローラーベルト部の脚を収納した	
・ローラーベルトを階段に接し降ろした	
・収納した脚を出し搬送した	
布担架	
・傷病者を横にして、半分に折った布担架を挿入した	
・傷病者を仰臥位に戻し反対側に横にして布担架を引き出した	
・傷病者ベルトで固定した	
毛布	
・傷病者を横にして、半分に折り込んだ毛布を挿入した	

チェック項目	チェック
・傷病者を仰臥位に戻し反対側に横にして毛布引き出した	
・毛布の両側を丸め把持した	
ログロール（仰臥位）	
・傷病者の頭部、肩、腰部、下腿を保持した	
・頭部保持者の合図で傷病者を９０°横にした	
・バックボードを引き寄せ頭部保持者の合図で降ろした	
・傷病者の体幹と下肢を保持し頭部保持者の合図でバックボード中央に移した	
ログロール（腹臥位）	
・傷病者の鼻に親指を向け頭部を保持した	
・頭部保持者の合図で傷病者を９０°横にした	
・仰臥位後、頭頸部をニュートラル位に戻した	
ログリフト	
・傷病者を跨ぎ体幹・下肢を保持した	
・頭部保持者の合図で傷病者の脊椎軸を一定にして持ち上げた	
・バックボード挿入後傷病者の脊椎軸を一定にして降ろした	
ファイアーマンリフト（フラットリフト）	
・傷病者に相対し、体幹・下肢を保持した	
・頭部保持者の合図で傷病者の脊椎軸を一定にして持ち上げた	
・バックボード挿入後傷病者の脊椎軸を一定にして降ろした	
立位傷病者固定	
・傷病者の前腕部に手を当て頭頸部を固定した	
・傷病者の腋より上部のグリップを握った	
・傷病者の踵にバックボードの下端を接して置いた	
・後方を確認し、傷病者に声を掛けて倒した	
全脊柱固定	
・適切にベルト固定した 　呼吸抑制がなかった（腋下で締めた）、受傷部位に直接当てなかった	
・体幹固定後頭部固定を行った	
・嘔吐時の対応ができる	
・ニュートラル位困難時の頭部固定ができる	
・股関節脱臼の固定ができる	
・脊柱の後彎の強い傷病者の固定ができる	
・チャイルドシートに座った乳幼児・小児の固定ができる	

チェック項目	チェック
スクープストレッチャー	
・傷病者の身長に合わせ2分割した	
・片方ずつ傷病者の下にすくい羽根を入れた	
・頭側、足側のピンをロックした	
・正しく頭部固定具を装着した	
バキュームスプリント	
・内部のビーズを均一にならした	
・軽く固まるまで空気を抜いた	
・傷病者の体型に合わせ空気を入れた	
・ベルトで固定し空気を抜き全身固定した	
メインストレッチャー	
・メインストレッチャーの総重量と最大荷重が言える	
・ボディメカニクスで保持し持ち上げた	
・頭側から持ち上げた	
・傷病者に適した体位がとれる	
頭部高位（セミファーラー位）	
半坐位	
坐位	
ショック位	
膝屈曲位	
側臥位	
・毛布等を利用した体位がとれる	
緊急救出法1人法	
・傷病者の顎を肩にのせ、後頸部に手を当て頸部を固定した	
・傷病者に密着しロングバックボードにのせた	
緊急救出毛布法	
・毛布の中心を後頸部に当て、毛布交差部と腋下を締め付けた	
・毛布が張った状態で頸椎軸を安定させ傷病者を救出方向に回転させた	
・傷病者の体幹、下肢を保持しロングバックボードにのせた	
緊急救出3人法	
・傷病者の頭頸部、体幹を保持し救出方向に回転させた	
・頭部保持者の合図で傷病者をロングバックボードにのせた	

チェック項目	チェック
ショートバックボード	
・頸椎軸を安定させ上体を起こし、ショートバックボードを背部に挿入した	
・頭部と体幹をベルトで固定し救出した	
KED	
・頸椎軸を安定させ上体を起こし、KEDを背部に挿入した	
・胸のベルトを中・下・上の順で締め、頭部を固定した	
・傷病者とKEDを一体化させ救出した	
・骨盤、下肢の固定ができる	
・小児の全脊柱固定ができる	
ベッド上の体位変換（側臥位）	
・傷病者の両手を組ませ、両膝を立てた	
・傷病者の両膝と肩を押さえ膝から先に倒した	
ベッド上の体位変換（坐位）	
・傷病者の両肩と膝を保持し、下肢をベッドから降ろした	
・傷病者の後頸部から肩、腰部を保持した	
・腰部を支点に傷病者を起こした	
ベッドからメインストレッチャーへの移乗	
・メインストレッチャーをベッドと同じ高さにしてストッパーで固定した	
・傷病者の頭頸部、体幹、下肢の下に手を差し入れた	
・シーツの両端を丸め把持した	
・傷病者を安定させメインストレッチャーに移乗させた	
ベッドからサブストレッチャーへの移乗	
・サブストレッチャーを移乗しやすい位置に配置し保持した	
・傷病者を坐位にした	
・傷病者の手を救急隊員の腰に回し、腰を落として傷病者に密着した	
・傷病者を引き寄せ立たせ、救急隊員と一緒に回転させ座らせた	
救急車への搬入	
・救急車後方の安全を確認し後部ドアを開けた	
・メインストレッチャーの両側と足側に隊員が配置した	
・メインストレッチャーの前輪を防振架台にのせた	
・搬入体勢が整った後にメインストレッチャー脚を収納させ搬入した	
・固定金具でメインストレッチャーを固定した	

チェック項目	チェック
救急車からの搬出	
・救急車後方の安全を確認し後部ドアを開けた	
・メインストレッチャーの両側と足側に隊員が配置した	
・搬入体勢が整った後にメインストレッチャー脚を伸長させ搬出した	
・メインストレッチャー脚の伸長の確認をした	

写真提供

・ファーノ　コンビネーションストレッチャー/チェアーモデル ・ファーノ　ステアチェア ・レスキューシート ・ショートバックボード ・スクープストレッチャー ・バスケット型ストレッチャー ・KED	ファーノ・ジャパンインク日本支社 日本船舶薬品株式会社
・イーバックチェア	コーケンメディカル株式会社
・ロングバックボード	レールダルメディカルジャパン株式会社 株式会社ワコー商事

著者略歴

1963年　島根県生まれ
1985年　出雲市外4町広域消防組合消防本部（現出雲市消防本部）採用
1993年　救急救命士資格取得
2005年　島根県消防学校教官
2006年　国士舘大学体育学部スポーツ医科学科講師
2009年　京都橘大学現代ビジネス学部現代マネジメント学科救急救命コース准教授
2013年より現職　博士（学術）

日本臨床救急医学会評議員
日本集団災害医学会評議員
救急救命士国家試験委員　など

| JCOPY 〈(社)出版者著作権管理機構 委託出版物〉

本書の無断複写は著作権法上での例外を除き禁じられています。
複写される場合は，そのつど事前に，下記の許諾を得てください。
(社)出版者著作権管理機構
TEL. 03-3513-6969　FAX. 03-3513-6979　e-mail：info@jcopy.or.jp

救急現場活動シリーズ・1
傷病者の搬送と移乗

定価（本体価格 2,000 円＋税）

2014 年 6 月 1 日　第 1 版第 1 刷発行

著　者　　安田　康晴
発行者　　長谷川恒夫
発行所　　株式会社　へるす出版
　　　　　〒164-0001　東京都中野区中野 2-2-3
　　　　　電話　（03）3384-8035（販売）　（03）3384-8177（編集）
　　　　　振替 00180-7-175971
印刷所　　広研印刷株式会社

©2014 Printed in Japan　　　　　　　　　　　　　　　　〈検印省略〉
乱丁，落丁の際はお取り替えいたします。
ISBN978-4-89269-842-2